ÉTUDE

SUR LES KYSTES

DU MAXILLAIRE INFÉRIEUR

PAR

Charles REYNAUD,

Docteur en médecine de la Faculté de Paris,
Ancien interne des hôpitaux de Lyon.

PARIS

ADRIEN DELAHAYE, LIBRAIRE-ÉDITEUR

PLACE DE L'ÉCOLE-DE-MÉDECINE

1874

ÉTUDE

SUR LES KYSTES

DU MAXILLAIRE INFÉRIEUR

PAR

Charles REYNAUD,

Docteur en médecine de la Faculté de Paris,
Ancien interne des hôpitaux de Lyon.

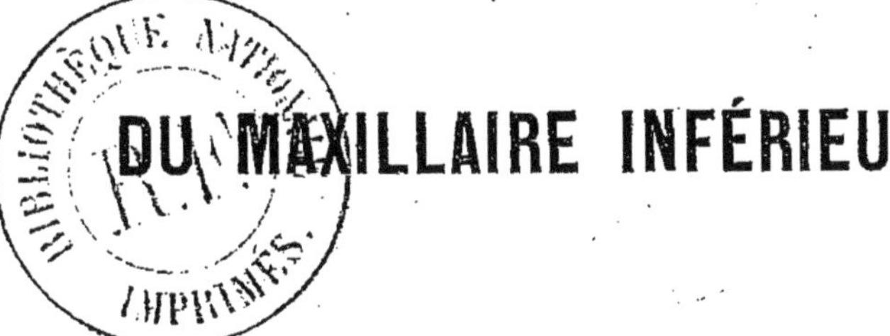

PARIS

ADRIEN DELAHAYE, LIBRAIRE-ÉDITEUR

PLACE DE L'ÉCOLE-DE-MÉDECINE

—

1874

Ayant eu à observer quelques cas de kystes du maxillaire inférieur dans les hôpitaux de Lyon, pendant le cours de mon internat, je profitai de cette heureuse occasion pour étudier cette question et en faire le sujet de cette thèse.

Ce travail aurait été certainement dénué de tout intérêt, si M. le professeur Desgranges, de Lyon, n'eût mis à ma disposition les observations qu'il avait sur ce sujet; qu'il me soit permis de lui adresser mes remercîments les plus sincères.

Je ne puis commencer ce travail sans remercier mon savant ami M. Daniel Mollière, chirurgien désigné de l'Hôtel-Dieu de Lyon, pour les documents et notes qu'il a bien voulu mettre à ma disposition.

Je prierai M. le professeur Richet de vouloir agréer l'expression de toute ma reconnaissance, pour son bienviellant accueil, et pour la bonté qu'il a eue de me communiquer les notes et les observations qu'il possédait sur la question que nous traitons aujourd'hui.

ÉTUDE

SUR LES

KYSTES DU MAXILLAIRE INFÉRIEUR

CHAPITRE PREMIER.

HISTORIQUE ET PATHOGÉNIE.

La pathogénie des kystes du maxillaire inférieur est une question trop difficile et trop obscure pour que nous ayons eu la prétention de choisir cette étude pour en faire le sujet de notre thèse inaugurale : Du reste, tant d'hommes remarquables ont écrit déjà sur la question, que nous n'aurions rien pu ajouter qui fût digne d'intérêt : nous ne voulons donc envisager la question qu'au point de vue pratique. Il nous est cependant impossible de l'aborder sans jeter auparavant un coup d'œil rapide sur les théories qui ont été émises pour expliquer la formation de ces tumeurs.

Chacun sait aujourd'hui que les tumeurs kystiques développées aux dépens du squelette ne sont décrites que depuis peu d'années, c'est à peine si à la lecture de certaines observations anciennes on peut reconnaître la description d'un kyste; on doit cependant en excepter les observations de Runge, qui remontent à

1755 : quant à celles de Scultet, elles suffisent à la vérité pour démontrer que la maladie existait à cette époque, mais on n'en peut tirer aucun parti pour la description.

Celles de Jourdain et de Bordenave ont une tout autre valeur, et à la lecture du mémoire de ce dernier, il paraît certain qu'il connaissait assez bien la question ; cependant ce n'est en réalité que depuis les travaux de Delpech, 1816, et de Dupuytren que l'on a quelques notions précises sur les kystes du squelette.

Delpech avait remarqué que les kystes du maxillaire se développent surtout à la suite d'un traumatisme, de l'avulsion incomplète d'une dent, ce sont ces remarques qui ont mis M. Forget sur la voie de la théorie qu'il a établie, à savoir que les kystes des mâchoires doivent avoir pour origine le périoste alvéolo-dentaire (1841).

Plus tard, en 1847, M. Guibout démontra que les kystes peuvent aussi avoir pour origine les follicules dentaires.

Rien de mieux établi que la théorie de M. Guibout, que la théorie de M. Forget, et sans doute nous nous serions borné à les reproduire ici si elles ne venaient d'être reprises et formulées en termes tellement absolus dans un très-remarquable mémoire, récemment publié, qu'il nous a semblé qu'il ne serait pas inopportun d'en attaquer les conclusions.

M. Magitot, à qui l'on doit de si belles recherches sur l'évolution des follicules dentaires, et que M. le professeur Robin a honoré plusieurs fois de sa collaboration, soutient aujourd'hui que *tous* les kystes qui se développent dans le maxillaire inférieur ont pour

point de départ le système dentaire : « Les kystes spon-
tanés des mâchoires ont constamment pour point de
départ le système dentaire. » On ne peut pas affirmer
d'une manière plus catégorique, il est difficile d'être
plus absolu, et cette conviction de M. Magitot nous
paraît être d'autant plus respectable qu'il l'a établie
sur l'analyse d'une centaine d'observations. Pour lui,
les kystes maxillaires se développent tantôt aux dépens du périoste alvéolo-dentaire, tantôt aux dépens
des follicules eux-mêmes.

Les premiers, c'est-à-dire les kystes périostiques, sont
en général petits et ce n'est que dans des circonstances
rares qu'ils arrivent au volume d'une orange manda-
rine. Ils reconnaissent en général pour cause soit le
traumatisme, soit les altérations des dents par carie ;
on peut, en pareil cas, observer un véritable kyste
aigu. La pulpe détruite, si le canal radiculaire n'est
pas comblé, l'obturation artificielle de la dent peut
amener la rétention du liquide qui est sécrété dans ce
canal. — L'évolution de ces kystes est en général rapide, elle s'accompagne de douleurs plus ou moins
vives, réveillées par la pression, et en définitive la
dent dans l'alvéole de laquelle la tumeur a pris naissance ne tarde pas à être expulsée. — Le développement de ces kystes se fait de préférence du côté de la
cavité buccale. On comprend facilement qu'ils peuvent
être observés à tout âge de la vie. Je crois cependant
qu'ils doivent être exceptionnellement rares chez les
vieillards, car les sujets âgés ont en général une sorte
de sclérose de la mâchoire inférieure, en vertu de laquelle le tissu de cet os devient d'une dureté telle que
tout développement kystique dans son intérieur paraît

parfaitement impossible. Ce stade d'éburnation précède en général la chute de la portion alvéolaire de l'os. Ces kystes peuvent se compliquer de phénomènes inflammatoires : M. Magitot signale quelques abcès périkystiques.

Les *seconds*, les *kystes folliculaires* proprement dits, ont une tout autre apparence, et leur mode de développement est bien différent; il varie, du reste, suivant le moment auquel on observe ces kystes. De là la division de ces tumeurs en :

1° Kystes folliculaires de la période embryoplastique;

2° Kystes folliculaires de la période odontoplastique;

3° Kystes folliculaires de la période coronaire.

Les *premiers* se développent aux dépens ou plutôt par fonte de l'organe adamantin. On ne trouve dans leur intérieur que les débris plus ou moins difficiles à reconnaître du bulbe resté à l'état charnu.

Dans les *seconds*, on retrouve sur leur paroi interne un bulbe plus ou moins étalé avec des traces d'émail sur les saillies dentifiées ; c'est que les troubles de nutrition qui ont amené la production du kyste ne se sont montrés qu'au moment où le bulbe était capable de former de l'ivoire.

Les *troisièmes*, c'est-à-dire les *kystes folliculaires* de la période coronaire, ou kystes dentifères proprement dits.

L'évolution des kystes de la période coronaire ne commence qu'au moment où la couronne est complètement formée ou presque complètement formée. Aussi trouve-t-on dans l'intérieur de ces kystes des dents incluses, quelquefois détachées et libres, mais le plus souvent implantées dans les parois du kyste, la couronne faisant seulement saillie à l'intérieur ; elles sont implantées en travers ou au fond du kyste par une racine qui le plus souvent est rudimentaire. Ces kystes dentifères ont le plus souvent pour origine l'inclusion de la dent de sagesse.

M. le professeur Richet dernièrement, dans sa clinique, a eu l'occasion d'observer deux cas de kystes dentifères, ayant pour origine l'inclusion de la dent de sagesse, dont je relaterai plus loin l'observation, et il expliquait ainsi le développement de ces tumeurs.

« Les accidents produits par la sortie de la dent de sagesse sont de plusieurs ordres : cette dent est recouverte par un repli gengival, qu'elle est obligée de soulever pour sortir à l'extérieur ; la muqueuse est doublée d'une membrane fibreuse résistante ; quelquefois la dent a de la difficulté pour sortir, pour percer cette membrane. M. Richet cite alors l'exemple d'une femme qui a eu des accidents au momeut de la sortie de cette dent ; elle a été prise de contractions de la mâchoire et d'adénites sous-maxillaires qui ont duré tant que la dent n'a pas été sortie. Souvent le chirurgien est forcé d'exciter le repli gengival qui couvre la dent. Dans un bon nombre de cas, ce n'est plus le repli gengival qui s'oppose à la sortie de la dent de sagesse, mais celle-ci ne trouve plus de place entre l'apophyse coronoïde et la dernière molaire. Alors la molaire est repoussée en avant, subluxée et même soulevée complètement par la dent de sagesse qui fait effort en arrière et par-dessous. Les malades ont un gonflement énorme de toute la bouche, gonflement qui s'étend jusqu'au fond de la gorge, qui amène une véritable angine. Et l'on ne fait disparaître ces accidents qu'en arrachant l'une ou l'autre de ces dents en question.

Lorsque l'espace entre la dernière molaire et l'apophyse est tout à fait insuffisant pour permettre à la dent de sagesse de sortir au dehors, cette dent est repoussée latéralement sur le côté, et alors ce sont des abcès alvéolaires, des nécroses du maxillaire, des désordres de tout genre.

Quelquefois la dernière molaire touche le bord antérieur de l'apophyse coronoïde et le follicule dentaire qui doit produire la dent de sagesse est situé dans l'apophyse coronoïde : alors la dent renfermée dans le follicule se trouve placée dans l'apophyse montante. Comme elle n'a pas assez de place, elle se met de travers, la couronne regarde en avant et la racine en arrière. Aussi quand arrive l'âge de 21 à 22 ans, il se fait en ce point, en plusieurs poussées, un travail destiné à faire sortir la dent; mais comme il est facile de le comprendre, ce travail avorte complètement et produit les effets suivants : le travail se fait d'abord tout autour de la dent, le follicule s'enflamme, il se forme entre la dent et le follicule un épanchement de liquide qui repousse de plus en plus les parois et arrive au contact de la lame externe et de la lame interne de l'os. Quant à la dent, elle finit par s'incruster tantôt sur une lame tantôt sur une autre. Il y a rarement de la suppuration, car le travail qui se fait est un travail lent, physiologique, à l'abri du contact de l'air. Le liquide sécrété reste séreux, mais il peut devenir plus ou moins épais, comme nous en verrons un exemple dans une observation que je relaterai plus loin.

Au bout d'un certain temps cependant il peut arriver de la suppuration ; c'est quand il se forme une ouverture derrière la dent molaire. C'est le cas d'une malade dont l'observation est rapportée plus loin.

Telle est, en quelques mots, selon M. Richet, la pathogénie des kystes dentifères proprement dits de la dent de sagesse.

Je ne saurais mieux compléter cet aperçu qu'en relatant *in extenso* les deux observations que je dois à l'obligeance de M. le professeur Richet.

OBSERVATION I.

Kyste dentifère. — Dent de sagesse incluse. — Ponction. — Extraction de
la dent. — Guérison

(Observation recueillie par M. Rémy, interne du service.)

La malade qui fait le sujet de cette observation est âgée de 25 ans ; elle est envoyée du département de l'Oise par le médecin qui la soignait et qui a donné sur elle les renseignements suivants :

La santé de cette femme a toujours été bonne si ce n'est qu'elle a eu une très-mauvaise dentition, presque toutes ses dents sont gâtées, et elle a déjà dû s'en faire extraire un grand nombre.

Depuis quatre ou cinq ans elle a eu plusieurs abcès dans la bouche, surtout à droite, abcès qui se sont ouverts tantôt en dehors, tantôt dans le sillon maxillaire. Il y a deux ans, elle a vu commencer vers l'angle de la mâchoire à droite une tuméfaction dure ne ressemblant pas à celle des autres abcès. C'était un véritable renflement osseux. Cette tumeur a été en augmentant, si bien que la malade a fini par s'en inquiéter ; son médecin lui-même a partagé ses appréhensions et il nous l'a adressée croyant avoir affaire à une tumeur de la mâchoire. Cependant il n'avait pas toujours eu cette idée, vu qu'il lui avait déjà arraché à plusieurs reprises les quatre molaires de ce côté de la mâchoire, mais ce traitement n'avait nullement fait diminuer la grosseur.

Lorsque la malade est entrée dans la clinique de l'Hôtel-Dieu, 24 mai 1873, voici ce que l'on a constaté :

Vers l'angle de la mâchoire inférieure droite existait une tumeur de la grosseur d'un œuf de pigeon, indolente et très-dure extérieurement. Elle remontait presque jusqu'au condyle, et en bas descendait jusqu'aux attaches du masséter. Intérieurement, le bord

alvéolaire privé des dents paraissait aminci, mais à la place de la
dent de sagesse, il y avait une tuméfaction présentant une sorte de
pertuis, vers le centre; en introduisant un stylet dans cet orifice,
on ne découvrait pas trace de carie, ni de séquestre. L'os en ce
point était boursouflé, et si on y portait le doigt on sentait bien la
tuméfaction et surtout, ce qui est important à noter, l'os fléchissait
sous le doigt en faisant entendre un bruit parcheminé. Cette sensation existait aussi bien au bord interne qu'au bord externe de
l'alvéole. La malade ne souffrait pas trop. A ce moment, le diagnostic était porté: «Kyste développé dans l'intérieur du maxillaire, dû à la dent de sagesse incluse.»

On devait opérer, mais comme à ce moment il y avait des érysi-
pèles dans le service, on attendit quelques jours encore : mais, soit
spontanément, soit sous l'influence d'examens répétés, la tumeur
est devenue plus volumineuse et enflammée. La température s'é-
leva, le pouls s'accélera, on craignit un érysipèle.

Bref, c'était un phlegmon qui se formait; on l'ouvrit, et il s'écoula
une grande quantité de pus. Il survint ainsi trois abcès qui furent
ouverts successivement, et lorsque les accidents inflammatoires
furent dissipés, on procéda à l'opération.

Opération. — M. Richet pratique une incision semi-circulaire qui
contourne l'angle maxillaire de façon que plus tard l'incision
reste cachée; il détache alors les parties molles et il arrive sur
le kyste. A l'aide d'un perforateur il pratique une ouverture qu'il
agrandit ensuite, et à l'aide d'un davier il extrait assez pénible-
ment la dent de sagesse qui était implantée au fond du kyste. La
paroi du kyste était tapissée par une membrane veloutée qui, exa-
minée au microscope, fut reconnue être la membrane hypertrophiée
du follicule dentaire. Il s'écoula du kyste une espèce de liquide
épais comparable à de la gelée tremblotante. On plaça ensuite un
séton-tube par lequel on fit des injections à l'eau alcoolisée; on
appliqua un bandage compressif. L'ouverture resta encore quelque
temps fistuleuse, puis la malade sortit complètement guérie.

Cette observation est un tableau assez complet de
kyste folliculaire causé par l'incluision de la dent de
sagesse. Au moment où M. Richet avait dans sa salle
la malade dont je viens de rapporter l'histoire, une
autre malade, malade qu'il avait opérée au mois de
novembre 1872, venait se présenter à lui pour lui mon-
trer le résultat de l'opération qui du reste était des

plus brillants. Voici en quelques lignes l'histoire de la première malade de M. Richet.

OBSERVATION II.

Kyste dentifère. — Dent de sagesse incluse. — Ponction. — Extraction de la dent. — Guérison.
(Observation communiquée par M. le professeur Richet.)

X..., jeune fille de 20 ans, entre à l'Hôtel-Dieu de Paris en novembre 1872. Cette jeune fille jouit d'une bonne constitution; elle est bien réglée, fraîche et avenante; elle rapporte qu'il y a trois ans elle fut prise d'une violente douleur, bientôt suivie de fluxion. On crut à un mal de dent; le médecin appelé, homme instruit, ancien interne de Paris, déclara après inspection que les accidents étaient dus à l'éruption de la dent de sagesse qui se faisait mal. En effet, tandis qu'elle avait ses cinq molaires du côté gauche, à droite il n'y en avait que quatre, à l'endroit de la cinquième existait une tuméfaction considérable; peu de jours après un abcès se forma en ce point et fut ouvert, depuis il ne s'est jamais fermé et l'orifice est devenu fistuleux; alors un nouveau travail sembla succéder au premier; les douleurs disparurent insensiblement, mais la joue se gonfla peu à peu, se déforma, et une tuméfaction considérable se forma dans la région périauriculaire; d'ailleurs tous les matins il s'écoulait par la fistule une certaine quantité d'un liquide filant rougeâtre, odorant, très-gênant. Dans la journée il ne s'écoulait presque rien en apparence du moins; justement inquiète la jeune fille vint trouver M. Richet, accompagnée de son médecin en juin 1872. M. Richet conseille une opération qui fut acceptée mais reculée à des temps plus opportuns. Enfin, aujourd'hui elle s'est décidée.

Actuellement on constate une difformité très-apparente, et qui contrarie beaucoup la malade. La région préparotidienne droite est occupée par une tumeur du volume d'un œuf de pigeon, mais on voit de premier abord qu'il s'agit de quelque chose de profond; en effet, le relief formé par la tumeur est effacé sur les bords et se confond insensiblement avec les parties environnantes; la peau n'a pas changé de couleur, et les parties qui la doublent n'offrent aucun changement; en palpant on sent que c'est le squelette luimême qui est malade; le masséter se contracte au devant du produit nouveau; d'ailleurs le relief de la tumeur semble occuper la partie supérieure de la branche et non pas descendre jusqu'à l'angle maxillaire. Par le haut elle s'avance très-près de l'articulation; elle est dure, son centre qui correspond à l'échancrure sygmoïde se laisse cependant déprimer et revient élastique, ce qui donne la sensation d'une partie osseuse qui se déplace.

L'exploration par la bouche montre : 1° que la dent de sagesse du côté droit n'existe pas ; elle existe à gauche ; elle a des dents excellentes. Dans le point où devrait se trouver la dent de sagesse existent des fongosités, au centre desquelles se trouve un orifice fistuleux ; 2o en palpant la face interne de la branche on la trouve gonflée, saillante surtout comparativement, mais peu de flexion de la lamelle osseuse ; 3° un stylet introduit et mieux une sonde cannelée ouvre le trajet et laisse écouler du liquide rouge filant, odorant. L'instrument parcourt une cavité assez vaste, sans cloison, semblant remonter jusque vers le condyle. Les parois de cette poche sont rugueuses en plusieurs points et donnent la sensation d'un os à découvert en bas et en dehors. Les parties voisines ne participent en aucune façon à l'altération ; ainsi rien à la voûte palatine. Rien au corps de la mâchoire inférieure ; toutes les dents sont solides, les bords du maxillaire inférieur et ses angles n'ont pas varié de volume. Ce n'est qu'à 1 centimètre ou 2 que commence la tuméfaction. L'articulation est intacte, la malade ouvre et ferme facilement la bouche. On pourrait supposer que le nerf dentaire a pu souffrir de ce voisinage. Nullement. La sensibilité est restée intacte jusqu'à ces extrémités ; la seule douleur qu'éprouve la malade c'est quand on sonde la cavité et qu'on frotte ses parois.

Opération. — On pratique chez cette jeune fille la même opération que chez la précédente. Perforation du kyste. Extraction de la dent entière implantée en travers dans les parois du kyste ; introduction d'un séton-tube ; injection à l'eau alcoolisée ; compression légère. Quand la malade quitte l'hôpital il ne reste plus qu'une fistule légère.

Quand M. Richet revit cette malade, elle ne présentait pas la moindre difformité, si ce n'est une légère dépression dans l'endroit où avait siégé la tumeur. Le succès était complet.

Je me suis assez étendu sur cette question des kystes dentifères pour n'avoir dans la suite que peu de chose à ajouter pour compléter leur étude.

Reprenons l'histoire de nos kystes et remarquons ce que dit M. Magitot. Il dit dans son travail que les kystes des mâchoires sont ordinairement uniloculaires. Il fait donc rentrer tous les kystes du maxillaire inférieur dans ces deux grandes catégories :

1° kystes périostiques ; 2° kystes folliculaires avec ses trois périodes que nous venons de passer en revue.

Cette proposition peut-elle être adoptée sans restriction, c'est ce que nous ne pouvons admettre.

Et d'abord : 1° Il est incontestable que les kystes peuvent se développer dans tous les os du squelette, et pour de pareils kystes on ne peut adopter la théorie de M. Magitot.

2° Il existe entre les symptômes, la marche et la disposition de ces kystes les plus grandes analogies avec la marche, les symptômes et la disposition anatomique de certains kystes des mâchoires.

3° L'âge avancé des malades chez lesquels certaines tumeurs kystiques du 'maxillaire inférieur ont été observées, permet difficilement de croire à leur origine folliculaire : M. Guyon est porté à considérer comme non folliculaire tous les kystes qui s'observent chez les sujets qui ont dépassé 30 ans.

La première de ces trois propositions n'est pas difficile à démontrer : il nous suffit d'ouvrir le tome II de la *Pathologie interne* de Nélaton, à la page 48, pour y voir figurer et décrit un fémur frappé de dégénérescence kystique. Dans ce cas la presque totalité de l'os avait été envahie par la dégénérescence kystique ; ces kystes étaient constitués par de vastes cavités multiloculaires irrégulièrement cloisonnées, tapissées par une membrane d'apparence séreuse et remplie par de la sérosité sanguinolente. Nélaton cite d'autres observations analogues, l'une est due à Breschet, et l'autre à Travers. Dans cette dernière, il est question d'un kyste multiloculaire de la clavicule qui se développa à la suite d'un traumatisme. Hodgson, nous dit

Volkmann, a une observation tout à fait analogue, et ce fait nous paraît avoir d'autant plus d'importance que l'étiologie est la même que pour certains kystes du maxillaire. Souvent ils ont pour origine un traumatisme, des fractures mêmes. Il y a une observation de ce genre dans l'Académie royale de chirurgie : les deux faits sont donc complètement comparables; au reste, est-il besoin d'insister davantage ? Tout le monde sait, aujourd'hui, que parfois il se développe des kystes au niveau des fractures ; le fait est rare, mais on ne peut le contester. Nous avons eu la bonne fortune d'en observer un cas à l'Hôtel-Dieu de Lyon pendant la première année de nos études. Il s'agissait d'une fracture du fémur, si mes souvenirs sont exacts. Citons encore le fait de Haber (Heidelberg, 1830). Il s'agit d'un kyste du bassin qui mit obstacle à l'accouchement. Voyez encore le traité des maladies des os de Stanley (London, 1849). Enfin, ces kystes, à contenu si varié, si bizarre, ne pourrait-on pas, sans trop forcer les analogies, les rapprocher de ces tumeurs que l'on décrit sous le nom de Cholestéatome ; qui ne sont qu'une variété des kystes athéromateux et que l'on peut rencontrer dans toutes les régions du squelette; le rocher (Virchow), le corps d'une vertèbre, (Rokitansky), l'occipital (Muller), le frontal, (Esmarch).

On ignore complétement quelle est la nature de cette dégénérescence qu'Erichsen appelle dégénérescence kystique, quel est son point de départ; mais elle existe, elle diffère des cancers vrais. Elle mérite une description spéciale et l'on doit la décrire dans la mâchoire comme dans les autres os du squelette. Elle diffère évidemment des kystes folliculaires. Et parmi les observations citées par les auteurs, par Magitot lui-même, ne trouve-t-on pas des faits dans lesquels le kyste maxillaire a présenté des symptômes tout à fait identiques à ceux dont Nélaton donne la description, à propos du fémur dont il vient d'être question? Notre observation de Catherine Schedée, citée plus loin, ne suffirait-elle pas à démontrer cette identité? Est-il admissible qu'une lésion aussi simple, aussi bénigne qu'une maladie du follicule dentaire, puisse à un moment donné produire des symptômes aussi formidables que ceux auxquels il est fait allusion? Au reste, si nous voulons ici assimiler aux autres kystes osseux ceux des mâchoires, ce n'est pas seulement au point de vue théorique, ce n'est pas exclusivement une question spéculative, c'est une question éminemment pratique.

Nous avons en effet écrit le mot de dégénérescence. La lésion que nous décrivons, nous l'appelons dégénérescence kystique : c'est qu'à ce mot de dégénérescence se rattache l'idée de malignité, c'est-à-dire, de marche rapide, de récidive, qui malheureusement ont été observées dans les maladies kystiques des mâchoires, témoin les faits de Paget et de Syme.

Doit-on ranger parmi les kystes du maxillaire inférieur les cavités kystiques qui peuvent s'observer : 1° avec l'épithélioma des os; 2° avec le cancer colloïde, sarcôme myxomateux; 3° le cancer mélanique, et nous pourrions citer des cas où des masses mélaniques enkystées ont pu être pour ainsi dire énucléées de la mâchoire inférieure dans la substance de laquelle le néoplasme s'était creusé une cavité par-

Reynaud.　　　　　　　　　　　　　　　　　2

faitement limitée? Évidemment non, mais on est obligé de se tenir sur ses gardes à cause de certains symptômes communs qui rendent quelquefois le diagnostic très-difficile. Aussi nous bornerons-nous à répéter à propos des kystes osseux non dentaires, ce que dit Volkmann des kystes des autres régions du squelette. « Il sera bon dans la pratique de considérer *a priori*, toutes les tumeurs d'apparence kystique, siégeant sur les os du tronc et des membres, comme ces productions extrêmement suspectes, ayant pour origine le ramollissement des tumeurs primitivement solides, la présence d'élchinocoques et non la formation d'un kyste séreux. »

On m'opposera sans doute les 100 observations que M. Magitot a indiquées dans son mémoire. Comme il le dit lui-même, ce ne sont pas les seules qui existent, mais sa statistique n'est peut-être pas aussi concluante que l'on pourrait le supposer tout d'abord. Nous n'avons pu étudier en détail toutes les observations auxquelles il fait allusion, mais nous ferons tout d'abord remarquer que sur ce nombre, il en est 6 ou 7, qu'il considère comme douteuses, qui échappent à son interprétation ; et cette interprétation n'est-elle pas parfois un peu complaisante, disons le mot, un peu forcée? Ainsi, par exemple, M. Magitot rappelle une observation de Morelot, que l'on peut lire dans le tome V de l'Académie royale de chirurgie, page 352, et insiste beaucoup sur la situation anormale de la dernière molaire, ce qui permet d'après lui une facile interprétation de la pathogénie de ce kyste. Oui, sans doute, on lit page 353 : « L'examen de la mâchoire a fait voir que du côté droit de cet os, il n'y a de *sain postérieurement que le condyle.* L'apophyse coronoïde, le bord postérieur de la branche de la mâchoire, et la dernière molaire déplacée qui est située transversalement sous la base de l'apophyse coronoïde. » Sans nul doute, les termes peuvent prêter à l'équivoque, et en se bornant à ces quelques mots, on peut accepter l'explication de M. Magitot; mais, sans vouloir multiplier les citations, je renverrai le lecteur à ce mémoire même de Bordenave, le priant de le lire dans l'édition in-4e des Mémoires de l'Académie, il verra, à la page 343, une très-belle figure représentant la pièce en question, et en présence des effroyables désordres dont le maxillaire était le siége, il ne s'étonnera pas que l'énorme tumeur qui s'était développée dans son intérieur ait repoussé en haut et dévié une dent!

Il est certain que la manière de voir de M. Magitot eût été plus irréfutable, s'il eût discuté plus en détail et plus minutieusement les observations qui ont servi de base à son travail.

CHAPITRE II.

ANATOMIE ET PHYSIOLOGIE PATHOLOGIQUE.

Nous n'entreprendrons pas de décrire les différentes phases par lesquelles passent les kystes dentaires folliculaires et périostiques, nous ne pourrions que répéter d'une façon bien moins parfaite ce qu'ont dit à ce sujet MM. Broca, Guyon, Magitot. Nous exposerons dans ce chapitre ce que l'on trouve à l'examen des différents kystes maxillaires, et nous compléterons ce qui a été dit dans le chapitre précédent au sujet de leur développement.

1° Les kystes folliculaires, que l'on divise en trois classes suivant la période de développement du follicule dentaire, prennent naissance dans le follicule dentaire, ou plutôt se développent aux dépens de ce follicule.

Ils présentent à considérer une *cavité simple*, dont la paroi est constituée par la membrane du follicule distendu. Dans quelques cas on trouve dans un même kyste plusieurs sous-cavités communiquant ensemble, ce que M. Broca explique par la présence de plusieurs kystes se développant au-dessus des follicules des dents voisines, s'abouchant ensemble et ne formant ensuite qu'une cavité.

Le *volume* de ces tumeurs est variable suivant la résistance du tissu osseux qui a pu s'opposer plus ou moins à son développement. D'une façon générale ces kystes sont d'un petit volume, ils ne dépassent guère le volume d'une noisette, mais dans quelques cas ils peuvent atteindre un volume plus considérable.

Le *contenu* du kyste est variable suivant la période d'évolution du follicule dentaire.

On trouve ordinairement dans la cavité kystique des dents, des débris de dents, des fragments de couronne, surtout si on a affaire à un kyste folliculaire de la période coronaire.

D'autres fois ce ne sont que des cellules épithéliales plus ou moins altérées, déformées, provenant de l'altération de l'organe de l'émail, ou de la paroi kystique ; on peut trouver des masses informes d'ivoire dépourvues d'émail. Ainsi M. Broca rapporte un cas où il vit que la paroi du kyste renfermait une production ossiforme qui à l'examen histologique parut formée exclusivement de grains dentinaires.

Quand on a un kyste de la période coronaire, on trouve alors des dents complètement développées incluses dans le kyste, ces dents sont quelquefois entières, libres ou adhérentes, leur racine étant implantée dans le tissu osseux, la couronne faisant au contraire saillie dans l'intérieur du kyste, ainsi qu'on le voit dans l'observation III, des mémoires de M. Magitot. « A l'exploration de la cavité kystique, on reconnut la présence d'un corps dur, arrondi, d'une sonorité et d'une dureté considérables. Avec quelques manœuvres on parvint à détacher cette dent incluse dans le kyste et à l'amener au dehors : elle ne présentait qu'un tronçon de racine implanté dans le tissu osseux, la dent était presque réduite à sa seule couronne, et au niveau du collet qui plonge dans sa cavité, on voit quelques lambeaux adhérents, débris de la paroi du kyste qui avait son point d'implantation autour du collet de la dent. »

Nous avons dans le chapitre précédent parlé des kystes dentifères ; nous avons rapporté deux observations de kystes ayant pour origine l'inclusion de la dent de sagesse.

Il ne faudrait pas croire que la dent de sagesse seule pût produire des kystes de ce genre, ce serait une grave erreur, toutes les dents peuvent s'enkyster et donner lieu à des désordres analogues, ces faits se produisent lorsque la dent de lait ne tombe pas, le follicule de la dent permanente continue à évoluer et on comprend alors comment le kyste se développe dans l'intérieur des maxillaires. Nous avons entre les mains l'observation et la pièce provenant d'un kyste développé aux dépens de l'inclusion de l'avant-dernière molaire inférieure gauche. Cette observation, surtout intéressante à cause des difficultés de diagnostic qu'elle a présentées, est rapportée au chapitre du Diagnostic des kystes maxillaires.

D'autres fois la dent incluse est complètement libre dans l'intérieur du kyste comme nous l'avons observé sur une magnifique pièce de Marc-Antoine Petit, de Lyon, qui figure au musée de l'École de Médecine de cette ville.

Mais il est très-rare d'observer des dents complètement libres ; ce fait ne s'observe que dans les kystes très-anciens.

On peut trouver, ai-je dit au commencement de ce paragraphe, des débris épithéliaux ayant l'aspect de matières sébacées. Ainsi M. Magitot, dans sa première observation dit, en effet, avoir trouvé dans l'intérieur d'un kyste « une matière molle, blanchâtre, analogue comme aspect et comme densité à du fromage blanc ou du beurre ; » cette substance, portée sous le microscope, paraissait être constituée par de la matière grasse en quantité considérable, mélangée à des cristaux nombreux de cholestérine et à des cellules épithéliales pavimenteuses, remplies de gradulations graisseuses.

Le contenu du kyste est quelquefois liquide ; c'est ordinairement une sérosité plus ou moins limpide, et colorée, quelquefois sanguinolente, quelquefois hématique. D'autres fois le liquide a une consistance sirupeuse, analogue à du miel, comme M. Forget le rapporte dans sa thèse inaugurale ; il dit, en effet, avoir rencontré un cas où la substance renfermée dans le kyste était analogue au méliciris.

Le contenu de ces kystes, dit M. Richet, est tantôt un liquide épais semblable à une gelée, d'autres fois liquide tout à fait transparent, ou bien, au contraire, il est noir et à sa surface on voit nager des quantités de paillettes de cholestérine, des globules de sang mais jamais de globules du pus.

Parois. — Les parois du kyste sont formées par le périoste, l'os et la membrane veloutée, dit M. Richet. Des auteurs pensent, ajoute l'éminent chirurgien, que les parois osseuses s'hypertrophient ; mais le fait n'est pas exact ; M. Richet a toujours observé le contraire, et l'amincissement peut aller jusqu'à la disparition de la lamelle osseuse, comme cela avait eu lieu en un point chez la malade de la première observation, c'est cet amincissement qui produit la sensation parcheminée, bruit de crépitation des auteurs. Au-dessous de l'enveloppe ostéo-périostique, on trouve la membrane veloutée, et cette membrane constitue une différence capitale entre les kystes et les abcès. Si on examine cette membrane au microscope, on voit qu'elle n'est autre que la membrane hypertrophiée du follicule dentaire.

Disons un mot de la structure de cette membrane.

Elle est formée d'un tissu fibreux, quelquefois très-dense et très-serré, plus ou moins vasculaire ; ces vaisseaux peuvent être quelquefois très-développés, présenter des distensions ampullaires, former des réseaux à intrication plus ou moins serrée ; à un moment donné ces vaisseaux peuvent se rompre, ils donnent lieu à des hémorrhagies intrakystiques. C'est ce qui explique la présence de liquide sanguinolent, quelquefois complètement hématique. On ne trouve généralement pas de nerfs. La face interne de la paroi est tapissée d'un épithélium nucléaire. Comme on le voit, cette structure n'a rien de particulier, rien ici de spécial, et on comprend qu'à l'inspection faite de cette membrane, il soit difficile d'attribuer à un kyste l'origine folliculaire, quoi qu'en dise M. Magitot.

Rapport du kyste avec les parties voisines. — Le kyste développé dans l'alvéole dentaire par son accroissement refoule le tissu osseux, dans lequel il se creuse une cavité, la substance osseuse s'use, s'amincit et cède la place à la marche envahissante du kyste qui peut venir faire sur les côtés du maxillaire, soit en dedans de la cavité buccale, soit en dehors et c'est là le cas le plus fréquent.

Quant au canal dentaire, il est le plus souvent respecté ainsi que l'a fait observer M. Forget, il peut être dévié, refoulé, mais il est rarement envahi par la tumeur, contrairement à ce qui a lieu dans les tumeurs malignes ; aussi dans ces tumeurs les névralgies ou anestérie faciale sont-elles plus rares.

On comprend que le kyste, trouvant moins de résistance du côté de l'alvéole, ait une action plus marquée sur les dents voisines, celles-ci peuvent être déviées, ébranlées et même chassées au dehors.

Kystes périostiques. — Après les détails dans lesquels nous sommes entré à propos des kystes folliculaires, on comprendra que nous n'insistions pas sur l'anatomie pathologique de cette variété de kystes ; nous nous exposerions à des redites inutiles : ces tumeurs ont, en effet, beaucoup de points communs.

Elles diffèrent essentiellement au point de vue de la pathogénie ; on sait, en effet, que le point de départ le plus fréquent de ces kystes est une altération dentaire, la dent malade jouant le rôle de corps irritant, le périoste des racines s'enflamme à son tour, se décolle et peut donner naissance soit à un abcès alvéolo-dentaire, soità un kyste, suivant le degré de l'inflammation ; mais une fois le kyste constitué, il présente à considérer, comme dans le cas précédent, une membrane enveloppante et un contenu.

Ici la membrane où la paroi du kyste est formée aux dépens du périoste qui se laisse distendre. Inutile d'insister sur sa structure anatomique ; c'est une charpente fibreuse, tapissée d'un épithélium, et renfermant des vaisseaux en plus grand nombre que dans le cas précédent. Le contenu de ces kystes est habituellement liquide ; fréquemment le liquide est louche, contenant une grande quantité de leucocytes à cause de son origine inflammatoire, contrairement à ce que l'on trouve dans le liquide des kystes folliculaires.

Le liquide peut, sous l'influence d'un travail réparateur, être repris par la circulation, et il ne restera dans la cavité, qui peut alors revenir sur elle-même, que des dépôts fibrineux plus ou moins concrets. Ces tumeurs ont une action bien plus active sur les dents voisines qui pourront, comme dans le cas précédent, être déviées et repoussées en dehors.

Kystes non dentaires. — Nous les diviserons, au

point de vue anatomo-pathologique, en kystes uniloculaires et en kystes multiloculaires

Nous avons vu, au chapitre premier, que tous
les os pouvaient subir la transformation kystique, et nous croyons pouvoir affirmer que le maxillaire inférieur ne fait pas exception à la règle et
que des cavités accidentelles peuvent se développer
aux dépens de son tissu spongieux sans que le point
de départ soit dans un follicule dentaire ou dans une
dent cariée. Dans les cas, par exemple, où toutes les
dents sont développées, où elles n'offrent aucune
sorte d'altération, si dans ces cas, dis-je, un kyste se
développe, osera-t-on affirmer, comme le fait M. Magitot, que ce kyste est d'origine dentaire ? Mais pour
tenir un pareil langage il faudrait pouvoir tenir sous
les yeux le corps du délit. Or, lorsque à l'examen de
la tumeur on ne trouvera absolument rien qui res-
semble à des débris folliculaires ou autres, on ne
pourra qu'avec une certaine complaisance rattacher
le développement de la tumeur à une origine dentaire.

Je sais bien qu'on m'objectera que bien que les
dents soient au complet on pourra avoir des follicules hétérotopiques, des dents surnuméraires et
que, dans le cas échéant, on aura eu peut-être pour
point de départ une transformation kystique dudit
follicule, mais encore, répondrais-je, pour affirmer
le fait, il faut avoir sous les yeux les traces anatomiques d'un pareil processus: Et lorsque toutes les
conditions font défaut, je me crois autorisé à admettre
pour ces tumeurs le même processus pathogénique
que pour les autres kystes du système osseux.

A. *Kystes uniloculaires*. — Quoique donnés comme rares, ces kystes se rencontrent quelquefois. Ils sont tout d'abord d'un petit volume, comme le fait remarquer M. Gosselin ; cependant, ils ne tardent pas à s'accroître et à prendre une extension considérable, ils peuvent atteindre un volume énorme, témoin le fait signalé par Dupuytren. Dans ce cas, en effet, le kyste avait le volume d'un œuf de poule. Quelquefois le volume est plus considérable encore, comme nous le verrons dans l'observation de Giraud, dont la tumeur ne mesurait pas moins de 13 centimètres d'une part et de 9 de l'autre.

Siége. — Ils siégent rarement dans la partie antérieure du maxillaire, comme le fait observer M. Gosselin, ils siégent de préférence au niveau des grosses molaires et spécialement vers l'angle de la mâchoire. Leur point de départ est l'alvéole, alors ils pourraient rentrer dans la catégorie des kystes dentaires ; mais quelquefois aussi c'est aux dépens du tissu spongieux de l'os qu'ils se développent. Sous l'influence de causes qui bien souvent passent inaperçues, on voit le tissu osseux s'enflammer, présenter les lésions d'une ostéite raréfiante, avec tendance à l'enkystement des produits inflammatoires. L'os se creuse de plus en plus par l'absorption des lamelles osseuses, il s'amincit de plus en plus au devant de la tumeur qui a pris naissance. On trouve alors toute une moitié de maxillaire, quelquefois le maxillaire entier, réduit à une coque mince, ayant subi la transformation kystique ; le tissu osseux qui sert de coque à la tumeur paraît plus ou moins érodé par l'inflammation chronique ; quelquefois ce tissu osseux ne paraît pas enflammé, on a affaire alors à un simple amincissement par pression excentrique ; la tumeur qui s'accroît écarte, amincit l'os de manière à le réduire à une simple lamelle semblable à une plaque métallique qui se serait étendue sous l'effort du marteau (Dupuytren). Le tissu osseux, dans ces tumeurs, n'est ni gonflé, ni ramolli, il est seulement écarté et aminci, ce qui n'a pas lieu dans l'ostéosarcôme.

La paroi osseuse du kyste est tapissée par une membrane tomenteuse plus ou moins épaisse, ordinairement très-vasculaire : cette membrane sécrète un liquide abondant dont la nature peut être variable ; ce liquide est sécrété avec une grande rapidité, on en a la preuve dans les récidives rapides qui ont lieu lorsque le traitement n'a pas été radical, comme nous le voyons dans l'observation suivante :

OBSERVATION III.

Kyste séreux, non dentaire. — Excision de la paroi externe. — Récidive. —
Deuxième opération. — Guérison.

(Observation recueillie par M. J. Badin, ex-interne des hôpitaux de Grenoble.)

X..., jeune fille, âgée de 25 ans, d'une bonne constitution et jouissant d'une santé parfaite, entre à l'Hôtel-Dieu de Grenoble pour se faire opérer d'une tumeur qu'elle portait à la région maxillaire droite.

A son entrée on constate, au niveau de la partie droite du corps maxillaire inférieure, une tumeur dure, indolente à la pression. La peau qui la recouvre est parfaitement saine et mobile au-dessus de la tumeur. La muqueuse buccale est également saine. Les dents sont saines, aucune ne manque à l'appel. La tumeur est ovoïde, allongée dans le sens du bord inférieur du maxillaire ; elle mesure en hauteur 2 centimètres à 2 centimètres 1/2 et 6 à 7 centimètres dans le sens antéro-postérieur. Elle proémine en dehors de 1 centimètre. Elle est peu saillante dans l'intérieur de la cavité buccale. Elle est dure au palper, non crépitante, mais elle est légèrement bosselée.

On fait une ponction exploratrice qui donne issue à un liquide séreux très-abondant.

1re *opération*. — Incision longitudinale. On ouvre ensuite la paroi externe du kyste; à l'exploration du doigt on ne trouve aucune dent ni débris de dent incluse; on sent seulement à la voûte du kyste les racines des dents qui plongent dans la cavité. Pour amener l'obstruction de la vaste cavité on y accumule de la charpie imbibée de teinture d'iode étendue. Plus tard on fait des injections et on met des mèches dans la fistule. La malade sort alors avant que la cavité soit complètement comblée.

Un mois après la malade revient, le kyste était totalement reproduit.

2e *opération*. — On enlève alors toute la paroi externe du kyste; on rugine l'intérieur, on fait des points de suture à la peau. La guérison s'opère alors très-rapidement sans laisser de trop grandes cicatrices.

On voit ainsi par cette observation avec quelle rapidité la reproduction du kyste a lieu lorsque le traitement n'a pas été radical.

Ce liquide, ai-je dit, est extrêmement variable : il est quelquefois parfaitement limpide, d'un jaune citrin, quelquefois plus teinté, fréquemment coloré par des extravasations sanguines ; quelquefois très-purulent et même complètement purulent ; tels sont les cas de M. Houel, qui trouva un kyste complètement purulent, et de Jobert de Lamballe, qui trouva dans une kyste du pus concret qu'il considéra comme du tubercule.

Nous avons eu l'occasion de voir dans le service de M. Desgranges un cas de kyste du maxillaire inférieur, dont le contenu était une matière blanchâtre analogue à du mastic : voici du reste l'observation de ce malade :

Observation IV.

**Kyste non dentaire à contenu demi-solide. — Excision de la paroi externe du
kyste. — Guérison.**
(Observation communiquée par M. Desgranges.)

Claudine Schedec, 15 ans, dévideuse, entre dans le service de
M. Desgranges, salle Sainte-Marthe.

La tumeur que porte la malade au niveau de l'angle de la mâchoire et du côté droit remonte à un an environ; son volume,
d'abord égal à celui d'une noisette, est arrivé progressivement à
celui d'une grosse noix aplatie, qui est le volume actuel. On ne peut
assigner aucune cause appréciable à la formation de cette tumeur,
ni coup, ni affection syphilitique, ni scrofule. Le sujet est, en
effet, d'un tempérament vigoureux; il n'a jamais eu d'engorgements ganglionnaires. Les fonctions digestives et respiratoires sont
en bon état; la menstruation établie depuis un an s'effectue d'une
manière régulière et n'a aucune influence sur la tumeur.

Actuellement, au niveau de l'angle de la mâchoire et du côté
droit on trouve une tumeur du volume d'une grosse noix. Les limites de cette tumeur sont assez difficiles à apprécier à cause de
la profondeur à laquelle elle est située. Toutefois on peut dire
qu'elle est limitée en haut, par l'arcade zygomatique, en bas par
le bord inférieur du maxillaire, en arrière par le bord postérieur
de cette branche, en avant par le bord antérieur de la même
branche.

Approximativement on peut considérer cette tumeur comme
ayant un diamètre vertical de 0,07 à 0,08 centimètres, et un diamètre transverse de 0,02 à 0,04 centimètres. Cette tumeur ne présente pas de mobilité, c'est-à-dire qu'elle semble faire partie de
l'os lui-même. En effet, si l'on fait exécuter des mouvements
d'abaissement et d'élévation au maxillaire, la tumeur suit les dé-
placements de l'os. D'un autre côté, si l'on explore la cavité buccale, on ne trouve pas de prolongement dans l'intérieur de cette
cavité, comme cela se rencontre le plus souvent lorsqu'on a affaire
à une tumeur de la parotide. On ne trouve aucune adhérence
avec la peau qui offre sa texture normale et l'absence de tout
symptôme inflammatoire; elle est simplement distendue par la
tumeur dont elle est séparée par le muscle masséter. La forme de
la tumeur est assez régulièrement hémisphérique. La surface paraît lisse, n'offre pas de bosselure; le toucher donne la sensation
d'une tumeur dure, résistante, mais légèrement dépressible en
quelques points, surtout dans la cavité buccale (où l'on sent une
sorte de fluctuation. Cette tumeur n'a jamais été le siége d'une dou-

leur; elle gêne un peu l'abaissement du maxillaire et détermine une difformité assez marquée.

Opération. — Anesthésie.

18 novembre. Incision rectiligne partant de la racine du lobule de l'oreille et descendant sur le bord inférieur du maxillaire jusqu'à 5 ou 6 millimètres de l'artère faciale. 2ᵉ incision rectiligne tombant perpendiculairement sur la première de manière à former une incision générale en .T. Dissection du masséter que l'on soulève en rasant la tumeur le plus possible. Excision de toute la paroi externe du kyste, rugination de la paroi interne et ablation de toutes les pointes ou esquilles qui pourraient avoir échappé, de telle sorte qu'à la fin de l'opération il ne reste plus qu'une surface osseuse plane et dénudée. Réunion de la portion horizontale de la plaie, la portion verticale étant laissée béante. Pansement à plat à l'eau de Pagliari. Une ligature. Cinq points de suture. La plaie est sans communication avec la cavité buccale.

Anatomie pathologique. — 1º Le contenu du kyste est une matière blanchâtre, pulpeuse, avec grumeaux multiples comme si elle était due au ramollissement d'une substance solide dans le principe, 2º La paroi externe du kyste est dense, fibroïde, parsemée de petites cavités aréolaires qui rendent sa surface inégale. Elle présente dans sa texture une couche fibreuse tapissée à l'intérieur par une membrane séreuse. A cette couche fibroïde adhérent des lamelles osseuses, minces comme des feuilles de papier presque partout, un peu plus épaisses dans quelques points. Ces lamelles semblaient ne former qu'une seule lame avant l'excision de la paroiexterne, mais non pas une lame complète ; dans quelques points la couche fibreuse existait seule. C'est dans l'opération que cette lame régulière a été divisée en lamelles secondaires.

A l'extérieur, les lamelles dont nous parlons sont recouvertes par une couche périostique sur laquelle s'étalait le muscle masséter et les tissus ambiants.

3º La paroi interne du kyste est formée par une membrane fibro-séreuse qui s'étalait sur l'os malade en s'allongeant dans toutes les vacuoles indiquées précédemment.

4º Le volume général du kyste peut être évalué soit, par exploration, soit par la quantité des liquides sortis, à une contenance de 20 à 25 gr.

Le 19. État général bon.

Le 20. On enlève le premier pansement. Gonflement de la joue droite.

Le 27. Érysipèle des bords de la plaie.

Le 29. Il occupe tout le côté droit de la face.

1ᵉʳ décembre. Il se limite.

Le 5. Amélioration. La plaie a bon aspect.
Le 12. Deux points seuls ne sont pas encore cicatrisés.
Le 16. Guérison à peu près complète, Exeat.

Cette observation de kyste non dentaire est donc très-intéressante au point de vue anatomo-pathologique, elle prouve la variabilité du contenu de ces kystes et que ce contenu peut ultérieurement subir des transformations qui modifient complètement sa constitution.

On conçoit très-bien, en effet, qu'un kyste parfaitement séreux, à un moment donné, s'enflamme, se transforme en un kyste purulent, comme nous voyons la pleurésie séreuse, l'hydropisie de la plèvre se transformer en empyème sous l'influence de causes irritantes, par exemple la thoracentèse. Il est un fait sur lequel M. Gosselin a appelé l'attention, c'est l'ostéite hypertrophique de voisinage : ainsi, dit-il, en même temps que l'on voit une portion de l'os envahie par l'ostéite raréfiante et subir la transformation kystique, on voit les portions osseuses circonvoisines s'hypertrophier, devenir plus volumineuses, plus épaisses ; on dirait que la nature a voulu en quelque sorte établir une compensation : pendant que d'un côté elle enlève une portion d'os en le raréfiant ; de l'autre côté, au contraire, elle exagère sa nutrition, et le tissu osseux se forme avec une grande rapidité.

Lésions de voisinage. — Les organes voisins sont simplement refoulés par la tumeur qui, par son développement excessif, peut arriver à ébranler les dents situées au-dessus, les luxer même complètement.

Quant au canal dentaire, il n'est jamais envahi par

la tumeur, plus ou moins dévié, plus ou moins com-
primé, mais jamais on n'observe dans ces kystes ces
altérations nerveuses, ces névralgies, ces paralysies
que l'on signale comme fréquentes dans les tumeurs
malignes. M. Forget a longuement insisté sur cette
question dans son remarquable travail sur les kystes
des mâchoires.

B. *Kystes multiloculaires*. — Ces tumeurs peuvent
être multiloculaires ou multiples, suivant qu'elles
communiquent entre elles, ou qu'elles sont indépen-
dantes.

Le point de départ de ces tumeurs est bien souvent
obscur ; elles prennent naissance tout d'abord dans
le tissu spongieux. Ce tissu est frappé en plusieurs
de ses points de transformations kystiques. Les
lames internes et externes de l'os s'amincissent et
peuvent se réduire à une simple membrane fibreuse
(Guyon). Ces kystes se développent isolément : très
petits à leur origine, ils finissent, en augmentant de
volume, par se mettre en contact les uns avec les
autres, les parois de ces divers kystes finissent par
s'user et les cavités communiquent alors entre elles.
Ces kystes peuvent renfermer le même liquide ou des
liquides différents, plus ou moins visqueux, quelquefois le contenu est solide. On peut jusqu'à un certain
point trouver l'explication de cette variété de contenu
dans l'âge du produit pathologique : toutes les parties du tissu osseux peuvent ne pas être frappées en
même temps par le processus, un de ces kystes peut
s'enflammer isolément : si, par exemple, il a dans
son voisinage une dent malade, son contenu peut de-

venir purulent, quelquefois même il peut subir la transformation caséeuse.

Quoi qu'il en soit, il est plus habituel de trouver dans ces tumeurs un même liquide parce qu'en somme, c'est le même processus qui a présidé à l'évolution de ces produits divers.

Nous avons entre les mains une magnifique observation recueillie dans le service de M. Desgranges, de Lyon, observation de kyste multiloculaire que nous nous empressons de reproduire :

OBSERVATION V.

Kyste multiloculaire. — Excision de la paroi externe. — Rugination. — Guérison.

(Observation communiquée par M. Desgranges.)

Catherine Vignet, 50 ans, ouvrière en soie, entre à la salle Sainte-Marthe le 3 juin 1862.

La tumeur que porte cette malade au niveau de l'angle de la mâchoire à droite remonte à deux ans environ. Son volume d'abord très-petit a acquis un accroissement progressif et mesure 6 centimètres dans sa longueur, 4 dans sa largeur, 3 environ dans son épaisseur. Aucune cause appréciable pour expliquer la formation de la tumeur. La malade n'accuse ni coup, ni affection syphilitique.

Le sujet est d'une constitution vigoureuse ; elle n'a jamais eu d'engorgement ganglionnaire. Fonctions digestives et respiratoires bonnes. La menstruation agit sur cette tumeur qui à l'époque des règles devient plus volumineuse et plus douloureuse. La malade s'est fait arracher deux dents.

Actuellement, au niveau de l'angle de la mâchoire du côté-droit, on trouve une tumeur grosse comme une noix, aplatie, longeant la branche montante du maxillaire inférieur, qui est presque complétement envahie et dont les limites sont assez difficiles à déterminer. Cependant on peut dire qu'elle est limitée en haut à 2 centimètres au-dessous de l'arcade zygomatique, en bas par le bord inférieur du maxillaire inférieur, en arrière par le bord postérieur de la branche de l'os, en avant par le bord antérieur de cette même branche ; en dedans elle fait saillie dans l'intérieur de la bouche.

Cette tumeur ne présente pas de mobilité, elle fait partie constituante de l'os lui-même. Elle suit les mouvements d'élévation et d'abaissement que l'on fait exécuter à la mâchoire. On ne trouve aucune adhérence du côté de la peau qui présente sa texture normale, et qui n'offre aucun symptôme inflammatoire. La forme de cette tumeur est à peu près sphéroïde, la surface en paraît bosselée, dure ; elle est quelquefois le siége de douleurs assez vives qui s'augmentent par l'action de la chaleur ou du froid trop vif. La pression en est douloureuse ; elle est un obstacle à la mastication. Les ganglions ne sont pas engorgés. On décide l'opération pour le 10 mars.

Opération. — On découvre la tumeur à l'aide d'une incision partant du point libre de la mâchoire, suivant le rebord de la |branche montante et le bord inférieur de l'os pour venir aboutir à la commissure labiale du même côté. On dissèque le lambeau pour découvrir toute la portion correspondante de l'os, ensuite au niveau de la deuxième molaire on fait passer, en rasant la face interne de l'os, une scie à chaîne à l'aide d'une grande aiguille courbe et d'un fil. On saisit ensuite le rebord sectionné de la portion malade, on l'écarte au dehors pour séparer avec un long ténotome la face interne de l'os des tissus voisins; mais, dès que la dissection est arrivée au niveau de l'apophyse coronoïde qu'on dissèque avec un bistouri, les tractions quoique peu violentes brisent le maxillaire au col du condyle, on enlève alors séparément la seconde portion de l'os. Réunion par quinze points de suture. Pansement simple.

Anatomie pathologique. — Les rapports qu'affecte la tumeur avec les parties environnantes n'offrent de remarquable que l'ulcération de la gencive qui nous mène dans une cavité ; cette dernière commence un peu au-dessous de l'apophyse coronoïde et de l'échanchrure sygmoïde. Elle arrive en haut et en arrière jusqu'au niveau du petit rebord postérieur du col du condyle ; l'angle de la mâchoire est intact dans une étendue de 1 centimètre 1/2 : en avant elle arrive jusqu'à la branche horizontale qu'elle envahit un peu, respectant le bord inférieur de l'os ; ce qu'il y a de remarquable, c'est que toute l'épaisseur du maxillaire est envahie par une série de kystes contenant un liquide visqueux, translucide ou chocolat, lequel contient des cristaux de cholestérine, des granulations graisseuses, quelques globules de sang plus ou moins altérés.

Les parois de tous ces kystes dont le nombre peut être évalué à une dizaine, dont le volume varie depuis une grosse noisette jusqu'à un petit pois, sont elles-mêmes très-variables dans leur texture : tantôt ce sont des cloisons osseuses, tantôt des cloisons conjonctives plus ou moins dures entre lesquelles on rencontre un tissu granuleux rougeâtre. La surface interne est, en général, lisse, comme recouverte par une muqueuse, mais dans beaucoup de points elle donne naissance à des bourgeons rougeâtres vasculaires baignant dans le liquide des kystes et dont l'apparence est identique à celle des amas granuleux rougeâtres disséminés dans quelques points des cloisons. Çà et là aussi on trouve des stratifications fibrineuses.

Le kyste le plus volumineux est situé en avant et il contient un liquide hématique ; il communique avec la cavité buccale par un trajet anfractueux qui débouche dans l'ulcération signalée.

La vascularisation est très-irrégulièrement disséminée ; elle est presque nulle dans les parois osseuses ou conjonctives, très-marquée, au contraire, dans les points granuleux.

30 avril. Depuis l'opération jusqu'à ce jour les suites ont été assez simples, malgré quelques souffrances des premiers jours et une suppuration assez abondante plus tard. Ainsi, pendant les huit premiers jours la malade souffrait de la région opérée ; elle avait un peu de peine à avaler ; elle se plaignait de malaise général et de chaleur, phénomènes liés à la fièvre traumatique, mais peu à peu ces légers accidents disparaissent pour faire place au calme général et à l'apyréxie. La réunion s'est effectuée sur toute l'étendue de la suture, si bien que l'on est obligé de décoller l'angle inférieur de la plaie pour laisser écouler facilement la suppuration qui abonde dans la bouche.

L'appétit revient peu à peu, les forces renaissent, mais la suppuration très-abondante décolle la peau de la région sus-hyoïdienne ; on fait alors une contre-ouverture. La suppuration diminue graduellement. L'état général est bon ; la malade se lève au vingtième jour.

Au moment du départ la suppuration est tarie, la plaie cicatrisée ; seulement dans la cicatrice, au niveau de la région parotidienne, se montre un petit abcès gros comme une noisette, dont le pus par la pression se vide dans la bouche. Etat général bon. Retour complet des forces. Exeat le 30 avril.

Ainsi que nous venons de le voir par cette observation, l'intérieur de ces kystes est tapissé par une membrane organisée, dont le feuillet externe fibreux est en rapport avec le tissus osseux voisin ; le feuillet interne est tapissé d'un épithélium et laisse voir l'orifice de culs-de-sac glandulaires. — Cette mem-

brane est très-vasculaire puisqu'elle donne naissance dans quelques cas à de vrais bourgeons charnus ;
ces vaisseaux, plus ou moins friables, peuvent se
rompre à un moment donné et former un kyste hématique, comme le démontre notre 4ᵉ observation que
nous venons de rapporter en détails.

Habituellement dans ces tumeurs les deux tables
de l'os sont écartées, le rebord inférieur du maxillaire
ordinairement respecté se creuse en gouttière dans la
concavité de laquelle se loge le nerf dentaire inférieur.

Quand on réfléchit un instant à ce qui se passe dans
ces tumeurs, on remarque que le processus qui préside
au développement des kystes multiloculaires est le
même que pour les kystes uniloculaires ; aussi peut-on
considérer ces tumeurs comme des kystes uniloculaires développés isolément et qui dans leur accroissement viennent à se toucher et à communiquer
ensemble.

Les lésions de voisinage sont absolument les
mêmes que dans les kystes uniloculaires, sauf qu'elles
sont quelquefois portées à un degré plus considérable.

CHAPITRE III.

ÉTIOLOGIE.

Nous serons bref sur ce sujet qui en somme est
assez obscur, et dont beaucoup de points n'ont point
encore été élucidés.

Quand on passe en revue les traités spéciaux des
affections chirurgicales des mâchoires, on voit que
parmi les cas cités de tumeurs du maxillaire inférieur, les kystes se trouvent être encore assez rares.

Ainsi Otto Weber, dans sa statistique des tumeurs de cet os, a trouvé 25 cas de kystes sur 403 cas de tumeurs de différentes natures.

C'est donc en somme une affection assez rare.

Age. — Cette affection s'observe à tout âge, mais, toute chose égale d'ailleurs, elle est plus fréquente dans l'adolescence, dans l'enfance, que dans la vieillesse ; les sujets qui seront le plus fréquemment atteints sont ceux qui arrivés à l'âge de la seconde dentition n'auront pas dépassé celui de l'éruption de la dernière molaire.

1° Les kystes *folliculaires* peuvent voir des causes diverses présider à leur développement : ainsi de ce nombre figurent les altérations du follicule qui sont à peine connues, les obstacles au développement du follicule, les obstacles à l'accroissement de la dent, à sa sortie au dehors. — Souvent la chute trop tardive des dents de lait peut être l'origine du développement d'un kyste avec inclusion de la dent permanente. Pour la dent de sagesse nous renvoyons le lecteur à ce qui a été dit au chapitre de la pathogénie, page 9, où nous avons longuement développé, les idées émises à ce sujet par M. le professeur Richet. — Je citerai encore les dents surnuméraires, les follicules hétérotopiques qui ont souvent donné naissance à des kystes folliculaires. — Quoi qu'il en soit, les kystes folliculaires, fréquents jusqu'à 20, 25 ans, deviennent plus rares à partir de 30 ans, et ne se rencontrent presque jamais chez le vieillard.

2° *Kystes périostiques*. — Ces tumeurs ont le plus souvent pour cause un traumatisme ou une lésion dentaire ; et, comme le dit Dupuytren et plus tard M. Magitot, une dent découronnée peut être la cause du développement d'un kyste périostique ; en effet, la racine que l'on a laissée dans l'alvéole va être le point de départ d'une inflammation lente ; elle jouera le rôle de corps étranger en amenant une inflammation de voisinage.

Mais au lieu d'avoir des accidents aigus qui dans d'autres circonstances amèneraient des abcès, des fistules, etc, on aura dans ce cas un processus essentiellement chronique. Le périoste, plus ou moins épaissi, se décollera, et bientôt il donnera naissance à un épanchement séreux entre lui et la racine qui a été le point de départ de tous ces accidents. — Les traumatismes portant sur la face, sur le maxillaire en particulier, peuvent devenir le point de départ de ces kystes périostiques.

M. Magitot, dans son mémoire plusieurs fois cité, invoque un mécanisme très-ingénieux pour expliquer le développement de ces kystes dans certains cas. — Dans la carie pénétrante qui, comme on le sait, peut par intermédiaire de la pulpe dentaire transmettre, par propagation, l'inflammation aux racines et donner naissance à une périostite suraiguë, les produits de l'inflammation s'écouleront par l'orifice de la carie ; cet écoulement peut être plus ou moins abondant.

Mais qu'un chirurgien inexpérimenté vienne à obturer cette dent, le produit pathologique ne peut plus s'écouler, alors le périoste se décolle.

Le produit peut s'enkyster dans quelques cas, et produire dans d'autres des accidents bien plus graves tels que phlegmons, ostéites, nécrose.

C'est à ce propos que M. Magitot pour obvier à ces accidents, a proposé son drainage, associé à l'obturation. Mais nous aurons à revenir sur ce point à propos du traitement.

Kystes non dentaires. — Si l'étiologie des kystes dentaires est obscure, celle des kystes non dentaires l'est bien d'avantage ; toutefois, étant donné que le système dentaire est complètement indemne de toute lésion, on peut voir subvenir ces kystes à la suite de traumatisme, portant sur la face. Mais ce fait est excessivement rare. Le plus souvent des kystes surviennent sans qu'on puisse invoquer une cause capable d'expliquer leur développement. Il faut certainement admettre dans ces cas une prédisposition du sujet, on pourrait même dire une idiosyncrasie en faveur de laquelle le tissu osseux du maxillaire subit la transformation kystique. — Au delà de 30 ans, dit M. Guyon, on n'observe que rarement les kystes folliculaires ou périostiques. — Ainsi ces tumeurs se rencontrent donc de préférence chez les adultes et chez les vieillards.

CHAPITRE IV.

SYMPTOMATOLOGIE, MARCHE, DURÉE ET TERMINAISON.

D'une façon générale les kystes ont une marche très-lente, ils se développent tantôt dans le corps de l'os, tantôt dans la branche montante ou du moins à son union avec le corps de l'os ; c'est, en effet, le siége d'élection des kystes folliculaires.

Ces kystes qui sont souvent le résultat de l'inclusion

de la dent de sagesse, se développent à cette région. On verra par contre, que les kystes non dentaires occupent indifféremment le corps de l'os.

La tumeur le plus souvent indolente au début reste longtemps inaperçue, ce n'est que lorsqu'elle arrive à faire saillie que le malade la remarque. On voit alors à l'examen une tumeur le plus souvent ovoïde qui soulève la peau lorsqu'elle est volumineuse, mais le plus souvent elle n'est pas visible à l'extérieur, et c'est alors par le toucher que l'on peut s'en rendre compte lorsqu'on fait uovrir les lèvres du malade et qu'on écarte la joue. On sent alors, surtout si on a affaire à un kyste dentaire, une petite tumeur située au niveau du rebord alvéolaire, d'un volume variable, habituellement petit.

La tumeur, qu'elle se soit développée dans un follicule ou dans le tissu osseux du maxillaire, après être restée plus ou moins longtemps stationnaire, après avoir refoulé le tissu osseux qui l'environne et amené sa résorption, finit par faire saillie ; mais, chose remarquable, c'est surtout en dehors que le kyste proémine, c'est-à-dire du côté de la table externe de l'os, il est rare qu'il prenne un développement considérable à l'intérieur de la bouche. Cela tient à ce que la paroi alvéolaire est beaucoup plus mince sur le bord externe de l'os que du côté opposé. On comprend donc que ces tumeurs sont rarement, au début, un sujet de gêne pour le malade, et que les fonctions de la langue et des autres organes ne sont pas gênées par la présence de la tumeur.

Cependant on trouve des exceptions à cette règle ; témoin le fait que nous relevons dans la clinique de

Dupuytren et que nous nous permettons de relater ici.

OBSERVATION VI.

Extraite des cliniques de Dupuytren, t. III, 1836.

Dans les derniers jours d'avril 1828, la sœur d'un médecin des environs de Tours, jeune personne de 20 ans, consulta Dupuytren pour une tumeur grosse comme un œuf de poule, qu'elle portait, dans la branche horizontale droite du maxillaire inférieur. Cette malade se croyait affectée d'un ostéo-sarcome. Dupuytren l'examina, et l'absence de tout symptôme cancéreux, tels que douleurs lancinantes, dégénérescence variqueuse, jointe à la crépitation que l'on entendait distinctement en pressant sur les parois de la tumeur, le porta à mieux espérer de l'issue de cette affection et à rassurer la malade. Pleine de confiance dans les paroles du chirurgien, elle réclama l'opération.

La tumeur faisait *plus de saillie dans l'intérieur de la bouche* que du côté de la face externe de l'os, elle repoussait la langue. La tumeur paraissait avoir été déterminée par l'extraction incomplète d'une dent cariée.

Opération. — Une incision fut faite en dedans de la bouche sur les parois du kyste, et à l'ouverture de ce dernier, il s'échappa une grande quantité de sérosité sanguinolente. Dans le fond du kyste on aperçut une masse solide que l'on retira au moyen de la curette, et que l'on trouva parfaitement analogue à de l'adipocire. Cette masse était sans doute due à la transformation graisseuse de quelques parties animales d'aliment qui avait pénétré dans le kyste par l'alvéole de la dent arrachée.

La guérison eut lieu sans aucune difformité.

Le volume des kystes dentaires, ai-je dit, est variable et habituellement petit. Ce volume est ordinairement comparable à celui d'un pois ou d'une noix, et quelquefois le volume est plus grand ; mais lorsqu'on explore la tumeur on constate qu'elle est dure au toucher et parfaitement indolente ; la muqueuse gengivale la recouvre et n'est nullement adhérente.

Les tumeurs non dentaires siégent généralement un peu plus au-dessous du rebord alvéolaire ; celles-ci prennent un développement plus considérable, elles sont par cela même plus apparentes à l'extérieur, et, comme les précédentes, elles sont plus saillantes du côté de la face externe de l'os que du côté de la cavité buccale proprement dite.

Ces différentes tumeurs présentent une série de symptômes que l'on peut diviser en symptômes *objectifs* et symptômes *subjectifs* :

Les *symptômes objectifs* sont : la tuméfaction, la crépitation et la fluctuation.

Tuméfaction. — Nous n'avons presque rien à ajouter a ce que nous venons de dire. Lorsque le kyste a atteint un certain développement et soulève la peau de la face, on voit alors extérieurement une tumeur ovoïde sur laquelle la peau n'est pas adhérente, la peau n'offre aucune altération, sauf le cas où il se développe des phlegmons autour de la tumeur, comme nous l'avons vu dans la 1re observation de M. Richet. On constate ordinairement une tumeur dure faisant corps avec l'os maxillaire, l'accompagnant dans tous ses mouvements, siégeant le plus souvent vers l'angle de la mâchoire. Cette tumeur dure, incompressible, a une large base d'implantation ; elle est parfaitement indolente ordinairement, car nous verrons plus loin dans les observations 9 et 10 que quelquefois ces tumeurs sont très-douloureuses.

Jamais on n'observe dans les cas de kyste d'engorgement ganglionnaire. Si on fait ouvrir la bouche au malade, on voit que la tumeur est peu saillante dans la cavité buccale proprement dite. Nous avons vu que les kystes périostiques et folliculaires sont d'un petit volume ; mais les kystes non dentaires, uniloculaires et multiloculaires prennent quelquefois des développements énormes, ceci est surtout le fait des kystes multiloculaires. Je rapporte ici une observation de Lisfranc qui en est un exemple frappant ; et comme elle est intéressante non-seulement à cause du volume de la tumeur, mais à cause de la marche et du traitement que l'on a dû lui opposer, je me suis permis de la reproduire *in extenso*.

OBSERVATION VII.

Kyste multiloculaire. — Résection du maxillaire inférieur.
(Extrait de la Gazette médicale de Paris (27 août 1839).

Lisfranc met sous les yeux de l'Académie une tumeur osseuse, siégeant dans le maxillaire inférieur d'une femme, chez laquelle les deux tiers gauche de cet os ont été enlevés. Cette tumeur, formée par un énorme kyste osseux, à parois minces, renfermant un certain nombre de kystes séreux, avait sur la malade le volume d'une *tête d'enfant*, s'étendant depuis l'os de la pommette jusqu'à l'union de la moitié supérieure du cou avec la moitié inférieure et d'avant en arrière; mesurant l'espace compris entre la première dent molaire et l'apophyse mastoïde du temporal, ainsi que les apophyses transverses des premières vertèbres cervicales avec lesquelles elle se trouvait en contact. La partie supérieure de la carotide primitive, les artères carotides, interne et externe, étaien couvertes par la tumeur qui s'étendait jusqu'au pharynx refoulé considérablement en arrière.

La plus grande partie du plancher buccal était envahie par la maladie, la langue déjetée en arrière et à droite contre la joue.

Cette affection, dit Lisfranc, paraît remonter à quinze ans, époque à laquelle la malade ressentit des douleurs dans la partie postérieure du maxillaire inférieur, à la suite de l'ablation de deux dents dont les alvéoles se trouvèrent bientôt comblés par des fongosités. L'incision, la cautérisation ne le détruisirent qu'incomplètement.

Pendant l'espace de dix ans, la tumeur marcha lentement, mais depuis cinq ans elle a pris un rapide accroissement, elle s'étendait tous les jours d'avantage, et la vie de la malade était incessamment menacée. Je demande alors une consultation, dit Lisfranc, à laquelle assistèrent Marjolin, Blandin, Serre, Robert. Il fut décidé que l'extirpation de la tumeur aurait lieu, et que, conséquemment, la résection du maxillaire inférieur serait pratiquée.

J'y procédai le 30 juillet de la manière suivante :

Une incision commençant au bord libre de la mâchoire, remontait ensuite autour et en arrière de la tumeur, jusqu'auprès de l'articulation temporo-maxillaire, me donne, après la dissection des parties molles adhérentes à l'os, un vaste lambeau qui fut renversé sur le front. Dans ce temps de l'opération, rendu difficile par les adhérences intimes et nombreuses de la peau avec la tumeur, il fallut tordre ou lier un grand nombre de vaisseaux artériels. La séparation de la tumeur d'avec le muscle sterno-cléido-mastoïdien, qui avait été dévié et soulevé par elle, ne fut pas moins difficile. C'est ici que la manœuvre devenait délicate ; on se servit plutôt des doigts que du bistouri : on procédait avec lenteur, car il fallait ménager la carotide primitive, qui fut mise à découvert dans une grande étendue. L'os fut scié en avant, au niveau de la première dent molaire, préalablement arrachée : Les deux portions du maxillaire furent alors suffisamment écartées, pour couper avec assez de facilité, avec un bistouri boutonné, les muscles géniaux à leur insertion. Arrivé sur le pharynx, je portai deux doigts de la main gauche dans la cavité, afin de tendre la paroi correspondante à la tumeur, qu'un aide tenait déjetée en dehors. Ici j'allais plus lentement encore ; la dissection se fit à petits coups de ciseaux mousses, enfin la tumeur fut détachée du pharynx, sans que cet organe ait éprouvé la moindre solution de continuité. Aucun vaisseau important ne fut lésé dans cette dissection. Je fis immédiatement la section du muscle crotaphyte avec des ciseaux, horizontalement dirigés, et le plus près possible de l'insertion du muscle à l'apophyse coronoïde ; alors il me fut facile de renverser l'os maxillaire, qui ne tenait plus que par son articulation avec le temporal. Dans ce temps de l'opération, le col du condyle, qui était devenu friable, se fractura ; la tumeur et la plus grande partie de l'os se trouvaient détachés, je m'occupai de désarticuler et tout fut terminé.

La malade supporta cette opération avec un rare courage. Le sang, étant soigneusement épanché, le lambeau fut fixé à l'aide de trente-deux points de suture.

Les premiers jours se passèrent bien, après plusieurs séries d'accidents. La malade parle, déglutit des solides et des liquides ; il ne reste qu'une ouverture fistuleuse, qui diminue de jour en jour, et qui finira par guérir sans nouvelle opération.

On voit par cette observation remarquable le développement que peuvent prendre dans certains cas les kystes multiloculaires et quelles opérations effroyables on est obligé de faire pour combattre ces tumeurs. Combien nous sommes loin, avec une pareille tumeur, des kystes dentaires folliculaires ou périostiques, qui jamais n'ont constitué une affection grave, capable d'entraîner la vie du malade, comme dans le fait de Lisfranc. La difformité causée par la tumeur varie suivant sa position et son étendue. Lorsque la difformité est considérable, les troubles fonctionnels sont proportionnés à ce symptôme. Mais nous aurons à revenir sur ce sujet quand nous parlerons des symptômes subjectifs.

Crépitation. — Les lames osseuses en s'écartant par le développement de la tumeur, s'amincissent, deviennent peu résistantes; cédant alors sous la pression du doigt explorateur, elle donne, dit Dupuytren, la sensation de *crépitation*, c'est une crépitation légère qui, selon cet illustre chirurgien, est *pathognomonique*, il la comparait à juste titre au bruit et à la sensation que donnerait un parchemin sec que l'on froisserait.

Mais il me semble que l'on a exagéré la valeur de ce signe. D'abord il n'est pas constant, et il est rare qu'il soit durable. Cette sensation de crépitation qui est produite par de petites fractures des lamelles osseuses amincies disparaît souvent après un premier examen.

Ensuite, il n'est pas spécial aux kystes osseux. Je l'ai rencontré chez un malade qui avait un cancer des mâchoires. Je l'ai retrouvé chez un autre malade qui portait un sarcôme mou de l'extrémité inférieure du fémur. C'est donc un signe de présomption et non un signe de certitude.

De plus, dans quelques cas, lorsque le diagnostic est douteux, il est quelquefois imprudent de trop insister dans la recherche, car on peut provoquer une hémorrhagie ou amener une inflammation dans une tumeur maligne dont on activerait ainsi la marche.

Fluctuation. — On trouvera peut-être singulier de voir figurer la fluctuation parmi les symptômes des kystes maxillaires. On comprend difficilement qu'une tumeur à paroi osseuse puisse être fluctuante. Cependant, sous l'effet de la pression excentrique de la tumeur, les lamelles osseuses s'amincissant de plus en plus finissent par disparaître par place, et alors on aura une tumeur qui présentera des points fluctuants. Du reste, ce symptôme n'est pas très-rare, nous le retrouvons très-manifeste dans l'observation suivante recueillie à la clinique de l'Hôtel-Dieu de Lyon et que M. le professeur Desgranges a bien voulu nous communiquer.

OBSERVATION VIII.

Kyste non dentaire à contenu gélatiniforme. — Fluctuation manifeste. — Opération. — Hémorrhagies secondaires.
(Observation communiquée par M. Desgranges.)

Jeanne Couilloux, âgée de 26 ans, giletière, entre à l'Hôtel-Dieu le 16 décembre 1861.

La tumeur que porte cette malade apparut il y a trois mois. Primitivement de la grosseur d'une noisette, elle augmenta chaque our sans déterminer de douleur; elle a acquis le volume d'une noix. La malade entre alors à l'Hôtel-Dieu, où elle fut opérée une première fois. A sa sortie, la malade est presque guérie complètement.

Mais depuis, la tumeur a successivement augmenté de volume, et elle a obligé la malade à se faire opérer une seconde fois.

Actuellement, cette tumeur, grosse comme une petite pomme, a son siége à droite, sur le maxillaire inférieur, au niveau de l'angle de la mâchoire; elle est assez régulièrement ovoïde, mais, en raison de son peu de distension, cette forme varie.

Au reste, cette tumeur est assez difficile à explorer, en raison de son peu de consistance. Car, sous la pression, elle s'affaisse et disparaît en quelque sorte en dehors du maxillaire.

Molle, fluctuante, elle détermine un peu de douleur à la pression; la peau a conservé son aspect normal.

État général bon.

Opération le 18 décembre. Anesthésie.

Incision horizontale vers le milieu de la tumeur.

Issue de 12 grammes d'une substance gélatineuse jaune, ayant la consistance d'une gelée. Dissection de la poche. Tampon de charpie imbibée d'eau de Pagliari. Pansement simple. -

24 décembre. On enlève le bandage. La bouche est un peu déviée. Un peu de gonflement.

Le 25. On enlève les tampons. Le gonflement augmente.

Le 29. Hémorrhagie abondante, arrêtée par le tamponnement.

Le 31. Gonflement énorme de la joue droite. Douleur vive au niveau de la plaie.

7 janvier. Hémorrhagie abondante suivie de syncope.

Le 10. La malade, remuant beaucoup, a eu une nouvelle hémorrhagie abondante, que l'on arrête avec du perchlorure.

Le 15. La malade a eu encore une hémorrhagie, moins forte cependant. Tamponnement, repos absolu.

Le 19. Douleurs vives dans le cou, dans l'oreille. Décollement des téguments autour de la région opérée.

Le 20. Les douleurs occupent l'oreille et le front, et s'étendent à tout le côté gauche de la face. — Traitement : opiacé intus et extra.

Le 25. Les douleurs névralgiques ont disparu. La plaie se ferme. La suppuration est peu abondante. L'état général satisfaisant. — Exeat.

Cette observation semble un peu s'écarter du tableau ordinaire des symptômes des kystes. En effet, nous avons là une tumeur molle, dépressible, réductible, fluctuante ; mais comme elle ne présentait aucun battement, aucun mouvement d'expansion, aucun souffle à l'auscultation, ce n'était évidemment pas un anévrysme. Du reste, cette tumeur avait récidivé, nous étions donc sûr de notre diagnostic. En outre, les hémorrhagies secondaires qui sont survenues plusieurs fois provenaient de la rupture des petits vaisseaux qui entraient dans la structure de la paroi et dans les tissus périphériques.

Symptômes subjectifs. — Les premiers symptômes qui révèlent l'existence de ces kystes, dit Dupuytren, sont la gêne et la douleur. La douleur tantôt sourde, tantôt vive, est rarement accompagnée d'élancement.

Les kystes *folliculaires* sont, en général, indolents; la raison en est due à une disposition anatomique de ces derniers. Les parois kystiques sont, en effet, très-pauvres en filets nerveux, et le bulbe dentaire, si sensible, n'est souvent qu'à l'état embryonnaire, période où il est dépourvu de nerf. Mais, si le kyste est indolent par lui-même, il peut amener des douleurs très-vives par son action sur les parties voisines, il peut agir par compression sur les filets nerveux de la cinquième paire et donner naissance à des névralgies très-rebelles, qui ne disparaissent qu'avec la guérison de la tumeur.

Les kystes *périostiques* sont souvent douloureux au début, parce que, comme les abcès alvéolo-dentaires, ils ont une origine inflammatoire. Et, plus tard, ils donnent naissance à des douleurs névralgiques intenses par le tiraillement du bulbe dentaire. Les kystes *non dentaires* sont, la plupart du temps, indolents; ce n'est que plus tard, lorsque leur volume est considérable, qu'ils peuvent déterminer des douleurs par compression des filets nerveux.

Mais, outre la douleur qui est quelquefois minime, les kystes maxillaires amènent, par leur volume et leur extension dans la cavité buccale, de la gêne dans la mastication, dans les mouvements d'abaissement et d'élévation du maxillaire.

Dans quelques cas le développement de la tumeur se fait surtout aux dépens de la face interne de l'os. Alors la gêne est plus considérable encore; car la langue est déjetée du côté opposé à la tumeur. La mastication, la déglutition et l'articulation des sons, deviennent difficiles. Nous avons rapporté plus haut (obs. 6) un cas où la langue était repoussée du côté opposé à la tumeur.

Il est des cas où la présence de la tumeur détermine des douleurs névralgiques très-intenses, occupant le front, l'oreille, le côté de la face, en un mot, où siége la tumeur. Ces douleurs névralgiques sont souvent réveillées, exaspérées par les mouvements de mastication; alors les malades n'osent plus mâcher; l'alimentation est, par conséquent, rendue difficile. Ils viennent alors réclamer, avec instance, l'opération qui les délivrera de leur tumeur. Tel est le cas que j'emprunte à la *Revue médico-chirurgicale* de Malgaigne, tome XII, p. 22, et que je me permets de reproduire ici, parce qu'il est digne d'intérêt.

OBSERVATION IX.

Kyste séreux de l'os maxillaire inférieur. — Douleurs névralgiques. — Mastication impossible. — Ablation et guérison.

(Observation recueillie dans le service Malgaigne.)

Jeanne Petit-Jean, 34 ans, journalière, entra à l'hôpital Saint-Louis le 23 avril 1852, pour une tumeur inhérente à l'os maxillaire inférieur.

Il y a trois ans, elle avait été attaquée de douleurs dentaires très-vives du côté gauche de la mâchoire. Les trois dernières molaires de ce côté s'étaient cariées et exfoliées peu à peu, de

sorte que maintenant elles ne dépassent pas le rebord alvéolaire.
Vers la même époque, la malade s'aperçut qu'une tumeur du volume d'une noisette s'était développée à la face externe de la
branche gauche de la mâchoire, dans l'épaisseur de la gencive.
Cette tumeur ne déterminait pas de douleurs bien fortes, surtout
en comparaison des douleurs de dents, et comme elle gênait peu
les fonctions buccales, on ne s'en occupa pas davantage.

Mais, il y a trois mois, elle s'accrut rapidement en volume et devint grosse comme une petite noix. Les mouvements de mastication se trouvèrent gênés, et le broiement des aliments, entre les
arcades dentaires, devint même impossible de ce côté à cause des
douleurs qu'il déterminait. En même temps des douleurs névralgiques se développèrent du côté gauche de la face, suivant le trajet de la branche gauche du maxillaire inférieur, et devinrent
assez fortes et assez fréquentes pour engager la malade à se faire
débarrasser de sa tumeur, fût-ce au prix d'une opération.

Lors de son entrée à l'hôpital, elle présentait donc, au niveau
des trois dernières dents molaires inférieures gauches, une tumeur
du volume d'une petite noix, dure, paraissant formée par du tissu
osseux recouvert par la gencive. Cependant, à la partie postérieure,
le doigt arrivait sur une portion un peu moins solide ; et, en appli-
quant fortement, on déprimait la paroi molle, de manière à sentir
le rebord de la coque osseuse, qui se trouvait interrompue. Malgaigne diagnostiqua un kyste séreux développé dans l'os même.
Il était situé assez loin dans la bouche, mais, comme il ne descendait pas beaucoup au-dessous du repli de la gencive, l'opérateur
résolut de le détruire par l'ouverture buccale et sans incision des
téguments.

Le 28. La malade étant assise et placée sous l'influence du chlo-
roforme, on détache la gencive au niveau du bord inférieur de la
tumeur ; avec un bistouri solide, en forme de serpette, on enlève
une grande partie du kyste, et on achève de détruire le reste en
rugiuant avec la gouge jusqu'à ce qu'il ne reste plus de saillie osseuse. On put voir alors que ce kyste était formé par une coque
osseuse de 1 millimètre environ d'épaisseur, tapissée dans son intérieur par une muqueuse de nouvelle formation. La coque osseuse
était interrompue à la partie postérieure dans une petite étendue
où la muqueuse intérieure, confondue avec le tissu de la gencive,
lui fournissait la paroi molle que nous avions sentie.

Après l'opération, le doigt, promené le long de la face externe
de la mâchoire, au lieu de la saillie de la tumeur, rencontrait une
dépression assez marquée que l'on voyait tapissée par la muqueuse
du kyste. Il n'y eut aucune sorte de pansement.

Les suites de l'opération furent d'abord très-simples.

Le 29. La malade accusait un peu de douleur du côté opéré. La douleur névralgique, le long de la branche du maxillaire, existait toujours.

Les suites de l'opération furent des plus simples. La guérison eut lieu presque sans laisser de traces, si ce n'est une légère dépression là où était la tumeur. — Exeat, 16 juin.

Marche. — Ces kystes se développent ordinairement, dit M. Guyon, avec une lenteur extrême ; généralement, comme les malades ne souffrent pas ou presque pas, ils ne se préoccupent guère de leur état ; ils ne viennent réclamer le secours de l'art que lorsque, par son développement, le kyste est arrivé à les gêner. Quelquefois les malades porteurs de kystes périostiques viennent consulter le dentiste pour des douleurs dentaires très-vives : on sait, en effet, que ceux-ci sont très-douloureux, parce que, dans leur développement, ils tiraillent le bulbe dentaire et occasionnent ainsi ces vives douleurs. Les malades réclament l'extraction de leur dent ; en enlevant alors la dent douloureuse, on voit quelquefois, dit M. Magitot, s'écouler, après l'avulsion de la dent, quelques gouttes d'un liquide séro-purulent, qui décèle la presence du kyste.

Quoi qu'il en soit, ces tumeurs ont une marche essentiellement chronique ; elles mettent quelquefois plusieurs mois à se développer. Cependant il est des cas où la marche est plus rapide, où elle est presque aiguë : ainsi dans certains cas la tumeur aura acquis tout son développement en quelques mois. Après être restée stationnaire longtemps, la tumeur prend tout à coup une marche rapide, comme nous le voyons dans l'observation suivante, recueillie dans le service de M. Desgranges.

Observation X.

Kyste non dentaire. — Marche assez rapide. — Opération. — Guérison.
(Observation communiquée par M. Desgranges.)

Marie Gager; 56 ans, journalière, entre à l'hôtel-Dieu de Lyon salle Sainte-Marthe, 1860.

La lésion que porte la malade remonte à dix mois environ. Elle a débuté par une petite saillie au niveau du rebord inférieur de l'espace gengival. Cette tumeur a grossi peu à peu et en se développant a déterminé des douleurs assez violentes; dans ces derniers temps surtout elle a semblé prendre une marche progressive très-marquée.

Actuellement, au niveau de la face externe du côté gauche du maxillaire inférieur, en face du trou mentonnier qui doit siéger au centre de la lésion, on constate une tumeur arrondie, du volume d'une noix. Cette tumeur fait une saillie apparente, mais pour constater son existence et ses rapports, il faut l'examiner en introduisant les doigts dans la cavité buccale. On voit qu'elle est située sur la face externe du maxillaire inférieur et qu'elle descend en bas jusqu'au rebord inférieur ou à peu près. La surface est nettement arrondie, sans bosselure, sans inégalités. Le rebord semble se confondre avec l'os ou du moins avec le périoste. La muqueuse gengivale n'a pas changé de coloration, vers la partie moyenne on peut constater sa mobilité.

La tumeur semble fluctuante, mais s'il y a un liquide la poche doit être assez fortement distendue. On ne sent pas de crépitation lorsqu'on exerce des pressions à la surface, la base fait corps avec le maxillaire.

Les douleurs, qui ont été très-violentes, semblent s'être dissipées. La tumeur, actuellement, n'occasionne plus qu'une gêne pour la mastication. L'état général est bon. La constitution bonne.

12 octobre. *Opération*. — Anesthésie.

On fait d'abord une incision oblique de la commissure labiale, comprenant l'épaisseur des téguments et se dirigeant en bas et en dehors jusqu'au niveau du rebord maxillaire. On divise ensuite la tumeur, d'où il s'écoule un liquide dont il est difficile d'apprécier la nature à cause du sang qui se mélange à lui.

Le fond de la poche est représenté par le maxillaire, au niveau du trou mentonnier, et on voit une lamelle osseuse qui part de l'os se continuer avec les parties molles qui forment la poche du kyste. Ce dernier a dû probablement se développer entre les deux tables de l'os. On rugine alors tout le rebord du kyste et on l'enlève avec des pinces ruginatoires de Lüer.

On passe ensuite la gouge sur le fond du kyste. On réunit par cinq points de suture la plaie oblique qui permettait d'arriver directement sur le kyste. Deux ligatures.

Le 14. Pas de gonflement marqué, rougeur des tissus environnants.

Le 15. On enlève les points de suture. Suppuration légère à l'angle de la plaie.

Le 20. Chute de deux ligatures. Réunion immédiate des trois quarts supérieurs de la plaie.

Le 30. La suppuration est presque tarie.

10 novembre. La cicatrice est peu apparente. Paralysie de toute la partie des téguments qui se trouvent entre la section et la symphyse du menton. Exeat.

Nous voyons donc que la marche de ces tumeurs varie ; en somme, la marche rapide est rare dans l'évolution des kystes.

Terminaison. — Abandonnés à eux-mêmes, les kystes s'accroissent de plus en plus et peuvent s'ouvrir spontanément à un moment donné ; mais ils peuvent aussi s'ouvrir accidentellement, comme nous l'avons vu pour les kystes périostiques, qui souvent guérissent par l'avulsion d'une dent.

Pour les kystes non dentaires qui, par leur développement, peuvent s'étendre aussi bien vers le rebord alvéolaire que vers le bord externe du kyste, on conçoit que les alvéoles puissent communiquer avec le kyste, et que l'avulsion d'une dent puisse, comme dans le cas précédent, amener l'ouverture du kyste qui conserve plus ou moins longtemps un trajet fistuleux.

D'autres fois, le kyste peut s'enflammer et suppurer ; dans ces cas, l'ouverture spontanée est possible : Fearn, Pitha et Billroth en citent des exemples. Et, comme le fait remarquer M. Guyon, le cas de M. Houel, donné comme abcès du maxillaire inférieur, serait peut-être un kyste qui aurait suppuré. Quant à la *récidive*, elle est possible ; elle a été plusieurs fois constatée. Tient-elle à un traitement insuffisant ou à un autre kyste qui se développerait à côté du kyste primitif guéri ? Quoi qu'il en soit, je cite un cas, quelques lignes plus loin, où la récidive eut lieu six mois après la première opération. Ces faits de récidives appartiennent surtout aux kystes non dentaires, uniloculaires et multiloculaires. Paget et Syme, dans leurs leçons, citent des cas de récidive. Dans le cas de Syme, une portion du maxillaire inférieur aurait subi la transformation kystique.

Dans l'observation suivante, qui au reste est intéressante à plusieurs points de vue, la récidive est on ne peut plus démontrée.

Observation XI.

Kyste non dentaire, multiloculaire. — 1o Opération, récidive. — 2o Evidement de l'os. — Guérison.

(Observation communiquée par M. Desgranges.)

Étienne Giraud, 42 ans, négociant, entre à l'Hôtel-Dieu le 15 avril 1857. Il y a deux ans et demi, et sans cause connue, ce malade s'aperçut d'une tumeur qui se développait insensiblement sur le maxillaire inférieur, tumeur qui suivit une progression uniforme, mais constante, sans amener aucune espèce de gêne.

Actuellement, sur la partie latérale du maxillaire inférieur, tumeur volumineuse, semi-ovoïde, s'étendant depuis le trou mentonnier jusqu'à la branche montante (13 centimètres), formant en avant une saillie volumineuse, mais bien limitée, et attenant fortement à l'os par la base du semi-ovoïde, la largeur moyenne est 9 centimètres ; la surface externe est inégale, bosselée, de consistance différente : ainsi, sur la partie la plus proéminente, on sent un point manifestement osseux, qui se prolonge à la partie inférieure de la tumeur et se continue près du bord alvéolaire avec une zone lamellaire formant, avec la précédente, une coque osseuse incomplète. Mais, dans la plus grande partie de la tumeur, la consistance est molle, et par place *manifestement fluctuante*. Cette fluctuation est surtout manifeste si l'on pose un doigt à l'extrémité mentonnière de la tumeur, et l'autre à son extrémité parotidienne. Par la pression, pas de crépitation ou de craquements, point de battements expansifs. La partie intérieure de la tumeur est recouverte par une muqueuse normale. Les téguments extérieurs sont sains et mobiles. Aucune espèce de douleur ; pas de gêne pour la mastication, mais légère difformité au visage.

Le malade raconte qu'à deux reprises différentes on lui a fait une ponction qui a laissé sortir un quart de verre d'un liquide sirupeux, verdâtre et coloré par du sang. Chaque fois, le volume de la tumeur avait notablement diminué par la pression.

Actuellement, si on vient à enfoncer vers la partie interne et moyenne une épingle, on trouve qu'elle entre sans difficulté et qu'elle arrive dans une assez vaste cavité, où on peut lui communiquer des mouvements très-étendus sans en délimiter les parois.

20 avril. — *Opération*. — Incision elliptique à concavité supérieure, prolongée depuis le bord parotidien jusqu'à 1 centimètre au-dessous de la commissure, qui est laissée intacte ; incision du masséter, de la paroi charnue du kyste, qui laisse écouler un liquide sirupeux verdâtre, peu abondant ; incision de la paroi osseuse à l'aide de cisailles, de la gouge et du marteau ; la partie interne ou muqueuse est remplie de bourdonnets de charpie imbibée de perchlorure de fer à 30°.

Deux points de suture. Pansement à plat.

Le 22. Gonflement assez fort de la joue ; pas de rougeur, quelques douleurs ; fièvre légère.

Le 23. Ablation des bourdonnets de perchlorure de fer ; le gonflement est un peu moindre, plus de fièvre. Appétit, sommeil.

Le 24. Nuit agitée. On enlève les bourdonnets.

Le 25. Extraction des épingles. Réunion immédiate.

24 mai. Il ne reste plus qu'une petite cavité anfractueuse remplie de bourgeons charnus en voie de cicatrisation. Légère rétraction des tissus.

16 avril 1862. Il est probable que la dernière opération n'a pas complètement débarrassé le malade de sa tumeur ; du reste, l'opération avait été tellement grave qu'il n'est pas étonnant que quelques parties de l'os fussent restées inexplorées : en effet, le malade dit que cette partie de l'os a toujours été, depuis cette époque, le siége d'une tuméfaction ; la tumeur a guéri insensiblement ; deux dents, qui avaient encore une certaine solidité, s'ébranlèrent et furent arrachées. Enfin, voyant que le trajet fistuleux qui

avait persisté ne se bouchait pas, qne la tumeur grossissait, le malade se décida à une nouvelle opération.

Actuellement, on trouve au milieu de la cicatrice de la dernière
opération, c'est-à-dire à la partie moyenne de la joue, à 2 centimètres environ du rebord maxillaire, un trajet fistuleux qui communique d'une part avec la cavité buccale, et laisse sortir l'air et
les liquides, et qui, d'autre part, s'enfonce entre la peau et la muqueuse, pour arriver sur la lésion. Là, le stylet sent quelque chose
de mou, comme fongueux, et au milieu quelques arêtes osseuses:
aux liquides de la cavité buccale qui sortent par cet orifice, se mêle
une sérosité purulente d'une odeur un peu âcre. Le malade dissi-
mule son trajet fistuleux à l'aide d'un favori postiche.

Sur la partie antérieure de ce trajet fistuleux, on constate une
tumeur qui soulève les téguments de la joue et qui s'implante sur
l'os de la mâchoire. Elle fait corps avec le maxillaire, mesure environ 3 centimètres d'étendue transversale, et arrive jusqu'au voisinage de la canine droite. Elle descend en bas sur la face externe
du maxillaire du côté droit, presque jusqu'au niveau du rebord, et
en haut elle occupe tout le rebord gengival, mais sans empiéter
sur la table interne. La consistance est assez prononcée. La muqueuse n'adhère avec elle que dans le voisinage du trajet fistuleux. La peau n'est pas adhérente non plus. Si on presse fortement
à la surface, on sent que le tissu pathologique n'est pas homogène
et qu'il doit y avoir des aréoles osseuses. On ne sent nulle part
de la fluctuation. Les tissus voisins n'offrent pas d'altération. Le
maxillaire est assez solide. Le malade mâche des substances assez
dures, il n'éprouve aucun élancement. Les ganglions ne sont pas
engorgés.

22 avril. — *Opération*. — On fait une incision curviligne partant
de la commissure labiale et se rendant au trajet fistuleux, en pas-
sant sur le rebord du maxillaire et suivant autant que possible la
trace de l'ancienne cicatrice. Dissection de la face antérieure de la
tumeur, en conservant la muqueuse du vestibule, pour éviter de
nouveaux trajets fistuleux.

On évide alors la surface antérieure de l'os avec des cisailles,
mais, arrivé dans les aréoles profondes du tissu morbide, le tissu
osseux est si dense que l'une des cisailles se brise. On enlève
alors la tumeur à l'aide d'un ciseau et d'un marteau.

On est alors obligé de sectionner la muqueuse qne l'on avait
conservée, et on continue à évider l'os complètement. Au voisinage
de l'ancienne fracture, l'os est réduit, après l'évidement, à une
sorte de pellicule très-fragile.

L'opération terminée, le maxillaire est dénudé dans une étendue

de 0,06 centimètres, il est très-éburné dans sa partie antérieure.
— Pansement.

Anatomie pathologique. — La tumeur présente la même texture que celle que nous avons décrite. Ce sont encore des kystes développés dans l'épaisseur de la table externe. La seule différence, c'est qu'il n'y a pas de kystes contenant de liquide. Tous ces kystes sont remplis par une substance d'un rouge vineux, même granuleux en apparence. Le tissu est friable, il semble avoir une trame fibroïde; il ne donne pas de suc à la pression. Des aiguilles osseuses le traversent en différentes parties.

Les aréoles qui renferment le tissu mou sont formées par une substance osseuse (plus dure que dans le premier cas). Dans quelques points, lorsqu'on touche sur une cloison un peu épaisse, on rencontre une véritable éburnation. Enfin, il n'y a pas entre l'os et le tissu mou formant la périphérie de la tumeur, de membrane propre.

A l'*examen histologique*, on ne trouve que des fibres conjonctives et des noyaux.

Le 24. On enlève les épingles de suture. Suppuration sur la partie interne de la plaie, au niveau de l'ancien trajet fistuleux.

Le 25. La réunion semble devenir plus ferme. Fièvre légère. Un peu d'ictère.

Le 26. On enlève toutes les sutures. Réunion immédiate aux trois quarts. 2 centimètres seulement, au niveau de la fistule, ne se sont pas réunis et donnent un peu de suppuration.

Le 28. Il se forme sur le bord interne et supérieur une petite eschare de 1 centimètre environ. Le reste de la suture va bien.

1er mai. Chute de l'eschare.

Le 8. La plaie se rétrécit.

Le 18. La plaie est presque complètement cicatrisée, le trajet fistuleux semble devoir la boucher. En effet, les liquides ne passent guère plus. On ne sent aucune induration sur la surface externe du maxillaire. — Exeat.

Le malade, revu quelque temps après, n'offre pas de traces de récidives.

Nous avons vu par cette observation intéressante que la récidive est possible dans les kystes; mais on peut dire, il est vrai, que, dans le cas présent, la première opération a peut-être été insuffisante.

Pronostic. — Le pronostic des kystes, dit Dupuytren, est en général favorable. Tous guérissent par l'opération; mais ils peuvent se reproduire lorsque la surface sécrétante n'a pas entièrement disparu. Nous avons vu, en effet, dans le courant de ce travail, deux cas de récidives liés à un traitement insuffisant.

L'indication qui découle donc du principe énoncé par Dupuytren, c'est d'enlever le plus possible, de détruire, autant que faire se pourra, la membrane propre du kyste.

Le pronostic des kystes dentaires n'est pas très-grave, dit M. le professeur Richet; cependant quelquefois il a été assez sérieux. Ainsi, un chirurgien militaire, dans sa thèse inaugurale, rapporte l'observation d'un malade qui a succombé d'une suppuration abondante dans le service de M. Gogeot, au Val-de-Grâce. Cependant, on doit dire qu'une fois l'opération faite et la dent enlevée, le malade a toutes chances de guérison.

Le pronostic est plus sérieux, lorsque l'on a affaire aux kystes non dentaires et surtout aux kystes multiloculaires. Les cas dans lesquels on rencontrera cette dégénérescence kystique dont nous avons parlé plus haut devront têre attaqués avec énergie. Dans ces cas, en effet, dit Dupuytren, il vaut mieux enlever la tumeur, quoique incomplètement, que de l'abandonner à elle-même.

CHAPITRE V.

DIAGNOSTIC.

Indiquer sommairement comment on pourra arriver à affirmer la nature kystique d'une tumeur du maxillaire inférieur est le but que nous nous proposons de remplir dans ce chapitre.

Dans une première partie, nous indiquerons les moyens par lesquels on distinguera les tumeurs diverses qui peuvent se développer dans le maxillaire inférieur et avec lesquelles on pourrait confondre les kystes. Dans une seconde partie, nous essaierons d'indiquer les signes qui permettront de distinguer les différentes variétés de kystes, en insistant spécialement sur ceux qui donneront au chirurgien le droit d'affirmer l'origine non dentaire d'un kyste

I. Les tumeurs qui peuvent prendre naissance dans le maxillaire sont très-nombreuses, nous n'entreprendrons pas de les passer en revue, car beaucoup ont tellement peu de ressemblance avec les kystes qu'il est vraiment impossible que la méprise puisse avoir lieu.

Est-il besoin de rappeler ici les *Anévrysmes* de l'artère dentaire inférieure? Ces tumeurs sont excessivement rares, d'abord; ensuite, ces tumeurs sont fongueuses, molles, présentant des battements isochrones avec les pulsations artérielles. Elles s'accompagnent quelquefois de crachements de sang, tel est le cas rapporté par Rufz. Nous sommes donc bien loin, par ces symptômes, des kystes du maxillaire inférieur.

Mais je ne dirai pas la même chose des *Odontômes*; ces tumeurs ont, en effet, une grande analogie, dans leur pathogénie, avec les kystes dentaires; il ne nous paraît pas inutile de tracer leur histoire en quelques lignes. Comme les kystes dentaires, les odontômes se divisent en odontômes embryoplastiques, odontômes odontoplastiques, odontômes coronaires, odontômes radiculaires. Nous savons assez ce que signifient ces expressions pour que nous ayons besoin d'insister plus longtemps,

Ces tumeurs ne prennent naissance que pendant le développement des dents, et avant l'éruption de la dernière molaire : c'est par conséquent chez des sujets jeunes qu'on les rencontre. C'est surtout les dents molaires et les grosses molaires qui donnent lieu au développement de ces tumeurs, excepté l'odontôme coronaire partiel (dent verruqueuse de Broca). Ces tumeurs s'annoncent, au début, par une douleur plus ou moins vive qui revêt quelquefois la forme d'une douleur névralgique. Cette douleur coïncide avec l'époque de la deuxième dentition. Ces odontômes, en se développant, forment une tumeur qui siége près du rebord alvéolaire, qui souvent fait saillie dans la bouche, sous les gencives : les dents voisines sont déviées ou arrêtées dans leur développement.

Enfin, à la longue, le tissu osseux s'enflamme à son tour ; on a alors des douleurs vives : il se forme des abcès, des fistules ; on peut même avoir des nécroses partielles du maxillaire inférieur. L'odontôme, dit M. Guyon, devient alors un vrai séquestre enclavé.

Les kystes dentaires ne pourront pas être confondus avec les odontômes coronaires et avec les odontômes radiculaires, car dans ces cas la dent est présente ; l'erreur de diagnostic est donc impossible.

Les odontômes embryoplastiques et odontoplastiques ont le même développement que les kystes dentaires, comme eux ils écartent les lamelles osseuses, comme eux ils donnent naissance à la crépi-tation osseuse dont nous avons parlé, comme eux ils prennent naissance chez les sujets jeunes, et, comme dans les kystes dentaires, on remarque l'absence d'une ou de plusieurs dents au niveau de la tumeur ; le diagnoctic est donc impossible au début. Mais plus tard le kyste, en augmentant de volume, amincit les parois osseuses, il devient alors *fluctuant*. L'odon-tôme, au contraire, devient de plus en plus dur.

D'après M. Broca, et nous l'avons dit dans la symptomatologie, « Les kystes se développent surtout du côté de la face antéro-externe du maxillaire. L'odontôme, au contraire, fait une saillie plus grande sur la face postéro-interne. La tumeur kystique ne se rapproche pas autant du bord alvéolaire que l'odontôme, elle s'arrête à plus d'un centimètre de la ligne d'émergence de la dent. L'odontôme envahit et dilate le bord alvéolaire et est en contact avec la muqueuse gengivale. Le kyste dentaire ne porte pas atteinte à l'éruption des dents voisines : la dent, dont le follicule est affecté, est absente, mais celles qui la suivent ou qui la précèdent sont au complet. L'odontôme empêche l'éruption des dents qui auraient dû prendre rang après la dent malade. » Tel est en quelques lignes le tableau de signes différentiels que donne M. Broca dans son *Traité des tumeurs*.

Les *Fibrômes*, et surtout les fibrômes centraux, c'est-à-dire ceux qui se développent dans le tissu spongieux de l'os maxillaire, peuvent être confondus avec les kystes, et souvent même le diagnostic est très-difficile à établir. Ces fibrômes ne tardent pas à acquérir un volume considérable ; ils amincissent, comme les kystes, les lamelles osseuses et se forment une coque osseuse qui donnera aussi naissance à la crépitation osseuse lorsque l'on explorera la tumeur ; on voit donc déjà que la crépitation osseuse n'est pas un signe pathognomonique : les dents qui sont au-dessus de la tumeur seront plus ou moins déviées, quelquefois même complètement luxées.

Les fibrômes forment une tumeur dure, élastique, de consistance égale. La surface de la tumeur est lisse, la peau et la muqueuse sont saines et non adhérentes à la tumeur. Mais ces tumeurs ne sont pas fluctuantes comme les kystes. Il n'y a que la ponction exploratrice qui puisse permettre d'établir le diagnostie d'une façon certaine.

Les *Chondrômes*, que l'on divise en périchondrômes et enchondrômes, ont assez d'analogie avec les tumeurs fibreuses ; les enchondrômes surtout ont une marche assez analogue à celle des kystes : comme eux ils écartent le tissu osseux qu'ils amincissent jusqu'à ne laisser qu'une coque osseuse mince, qui, elle aussi, donnera lieu à la crépitation osseuse. Le centre de ces tumeurs est souvent creusé d'une cavité remplie de liquide. C'est alors que le diagnostic est d'une grande difficulté. Ils se développent chez de jeunes sujets, leur marche est lente, mais ils arrivent à prendre des proportions énormes que l'on n'a pas dans les kystes : comme les fibrômes, les chondrômes ne donnent pas naissance à des engorgements ganglionnaires.

Les exostoses, ou ostéômes, forment une tumeur très-dure, lisse le plus souvent, quelquefois bosselée mais toujours dure et d'une dureté égale partout. La ponction exploratrice, seule, permettra, en l'absence de fluctuation, d'éliminer les exostoses.

Les *sarcômes*, parmi lesquels on trouve le sarcôme à myéloplaxes, qui constitue l'épulis : mais cette dernière tumeur diffère tellement du kysté qu'il est inutile d'insister davantage.

Les *Sarcômes intra-osseux* méritent d'être signalés parce que quelquefois ils ont donné lieu à des erreurs de diagnostic. Eux aussi se développent en écartant le tissu osseux, ils proéminent autant du côté de la joue que du côté de la bouche. L'usure de la coque osseuse est très-rapide et on arrive à sentir une tumeur molle qui, lorsqu'elle s'ulcère, pourra donner lieu à de fréquentes hémorrhagies, car on sait que les sarcômes ont une texture très-vasculaire. Les dents sont rapidement déviées et luxées ; on voit alors apparaître une fongosité molle, saignante, qui permettra de ne pas confondre une pareille tumeur avec un kyste. La marche de ces tumeurs est rapide, elles donnent aussi naissance à la crépitation osseuse ; et, de plus, elles n'amènent pas d'engorgement ganglionnaire. Le canal dentaire est plus ou moins envahi, mais souvent le nerf dentaire n'est pas altéré, aussi ne signale-t-on pas des anesthésies signalées dans le cancer.

Les kysto-sarcômes présenteront des difficultés réelles de diagnostic ; ces tumeurs, qui ont subi une transformation muqueuse, contiennent un liquide séro-sanguin, gélatineux, graisseux : elles ressemblent beaucoup aux kystes multiloculairse : ce n'est qu'avec un examen très-attentif que l'on pourra les distinguer. La marche de la tumeur, qui est rapide dans le sarcôme est très-lente au contraire dans le kyste, pourra jeter quelque lumière pour reconnaître la nature de la maladie.

Le *Cancer* du maxillaire inférieur s'annonce par des douleurs vives ; les dents sont rapidement ébranlées. La douleur dans le cancer est très-vive, elle indique assez la part que prend le nerf dentaire au développement de la tumeur. La douleur est quelquefois lancinante ; mais souvent elle revêt un caractère névralgique et reparaît à des intervalles irréguliers.

La marche du cancer est rapide. La coque osseuse amincie qui, au début, donne la sensation de crépitation, est rapidement traversée. On a alors une tumeur plus ou moins dure avec des points ramollis ; la peau est adhérente, le plus souvent, à la tumeur ; elle est d'un brun violet, les veines sont dilatées. La peau souvent s'amincit, s'ulcère, on a alors de fréquentes hémorrhagies. Dans ces tumeurs, le canal dentaire est habituellement envahi, ce qui explique ces douleurs vives du début et ces anesthésies consécutives lorsque le nerf a disparu. On a signalé l'anesthésie mentonnière comme étant spéciale au carcinôme.

Les ganglions sous-maxillaires et cervicaux sont engorgés et dégénérés. Enfin nous avons l'âge du malade : on sait que les carcinômes sont rares dans la jeunesse et dans l'âge adulte ; enfin, la cachexie que détermine la tumeur, tous ces symptômes en somme permettront de ne pas confondre une pareille tumeur avec un kyste.

En somme, lorsque les parois osseuses ne seront

pas dépressibles, le diagnostic différentiel des kystes et des autres tumeurs, fibrômes, exostômes, etc., peut être considéré, d'après M. Gosselin, comme impossible. La crépitation, ainsi que nous l'avons vu, appartient à presque toutes les tumeurs solides qui se développent dans le maxillaire inférieur, mais aucune de ces tumeurs, si ce n'est le kyste, n'est fluctuante.

II. Ce n'est pas tout d'établir que l'on a affaire à un kyste, voyons s'il est possible d'établir la nature de ce kyste, s'il est possible de dire qu'un kyste est d'origine dentaire ou non dentaire.

Kystes périostiques. — Nous avons vu dans la symptomatologie que les kystes périostiques sont douloureux, nous en avons donné la raison (périostite, tiraillement de la pulpe dentaire). Ces tumeurs sont petites, siégent vers le bord alvéolaire. Elles ressemblent tout à fait aux abcès alvéolo-dentaires; elles ont du reste la même origine. Les commémoratifs (traumatisme, avulsion incomplète d'une dent, obturation intempestive) peuvent éclairer le diagnostic. Ils passent le plus souvent inaperçus, on ne les reconnaît souvent qu'en arrachant la dent douloureuse; on donne ainsi issue à la petite quantité de liquide qui constitue la tumeur.

Nous avons vu par l'anatomie pathologique que dans le kyste on trouve une membrane propre qui, d'après M. le professeur Richet, constitue une différence capitale entre les kystes et les abcès alvéolo-dentaires.

Kystes folliculaires. — Nous avons assez insisté

dans la symptomatologie sur les caractères de ces tumeurs, nous avons dit que l'âge du malade, l'absence d'une dent au niveau de la tumeur doivent faire songer à un kyste folliculaire avec inclusion dentaire ; au chapitre des kystes de la dent de sagesse, nous avons longuement insisté sur les signes donnés par M. le professeur Richet pour reconnaître la nature de ces tumeurs.

Cependant, la chose n'est pas toujours aussi simple et l'on voit quelquefois des hommes expérimentés s'en laisser imposer par les symptômes que présentent ces tumeurs : je rapporte ici une observation que mon maître, M. le professeur Valette, a bien voulu me communiquer et qui prouve combien il faut de prudence et d'attention pour ne pas se laisser induire en erreur.

Obsertation XII.

Kyste dentifère. — Avant-dernière molaire gauche incluse. — Ponction. — Extraction de la dent. — Guérison.
(Observation communiquée par M. Valette.)

X..., cultivateur, de Cuisery (Saône-et-Loire), âgé de 20 ans, d'une constitution robuste, jouissant d'une très-bonne santé, entre à la salle Saint-Philippe le 22 octobre 1872.

Le début de la maladie remonte à dix-huit mois. A cette époque le malade a commencé à éprouver des douleurs dans le côté gauche de la mâchoire : peu de temps après, il s'aperçut d'une tuméfaction légère de l'os, au niveau de la branche horizontale. Cette tumeur s'est développée lentement, mais, chose remarquable, la douleur a toujours été considérable chez ce malade, contrairement à ce qu'on observe d'habitude. Les douleurs ont été si vives, que le malade s'est décidé à consulter un médecin.

Le médecin, après un examen attentif de la tumeur, diagnostiqua un sarcome médullaire, et le malade fut envoyé à l'Hôtel-Dieu de Lyon pour y subir la résection du maxillaire inférieur.

A son entrée, on constate, sur la branche horizontale gauche du maxillaire inférieur, une tumeur dure, osseuse, non dépressible et non crépitante.

La lame *externe de l'os est seule soulevée*. La lame interne ne présente rien d'anormal. La tumeur est fixe, non mobile sur sa base elle suit tous les mouvements que l'on imprime au maxillaire ; la peau est parfaitement saine ; elle est mobile au-dessus de la tumeur, ainsi que la muqueuse buccale, qui ne présente aucune espèce d'altération ; les ganglions sous-maxillaires et cervicaux ne sont pas engorgés.

La tumeur n'occasionne aucun trouble fonctionnel, mais elle est extrêmement douloureuse, aussi le malade réclame-t-il l'opération à grands cris. Quand on examine les dents du malade, on les trouve toutes en bon état ; mais l'avant-dernière molaire gauche manque, et le malade affirme qu'il ne s'en est jamais fait arracher.

En face de pareils symptômes, l'âge du malade, la forme de la tumeur, l'absence des ganglions, l'absence de l'avant-derrière molaire gauche au-dessus de la tumeur font hésiter M. Valette sur le diagnostic porté primitivement, et avant d'en venir à une opération radicale, il fait donc alors une ponction exploratrice qui donne issue à un liquide limpide, filant.

Opération 31 octobre 1872.

Après l'anesthésie, on fait une incision verticale partant de la commissure labiale et allant jusqu'au bord inférieur du maxillaire. On fait une seconde incision horizontale le long du bord inférieur de l'os jusqu'à l'angle du maxillaire. Dissection du lambeau qu met à nu la tumeur.

La paroi osseuse qui la recouvre est très-dure et très-résistante on est obligé d'employer la gouge pour l'entamer, on ouvre ainsi le kyste qui était rempli d'un liquide clair et filant. La cavité mesurait 5 centimètres dans son grand diamètre et 3 1|2 dans son petit. Au fond du kyste on aperçoit une dent d'une blancheur éclatante ; on la saisit avec un davier et on parvient à l'extraire avec assez de peine il est vrai. Par cette opération on enlève toute la paroi antérieure du kyste. — Pansement simple.

Les suites de l'opération ont été assez simples, toutefois la suppuration a été assez abondante ; on fait journellement des injections à l'eau de Pagliari.

Le malade sort le 22 décembre 1872 parfaitement guéri. -

On voit donc que quelquefois le diagnostic n'est pas facile ; toutefois on insistera, sur la marche de la tumeur, sur l'âge du malade, et sur l'absence d'une dent au niveau de la tumeur ; de cette façon on arrivera assez facilement à reconnaître un kyste folliculaire avec inclusion dentaire.

Kystes non dentaires. — Nous nous sommes déjà étendu longuement sur la façon dont on pouvait reconnaître l'origine d'un kyste et dire si on devait le rattacher au système dentaire. Nous renverrons le lecteur aux chapitres pathogénie et anatomie pathologique.

Toutefois, le diagnostic de ces tumeurs doit s'établir d'après l'âge du malade, la marche de la tumeur, l'état des dents du malade etc.

Nous avons déjà dit qu'après 30 ans, il est rare que l'on ait affaire à un kyste dentaire, on voit toutefois des exceptions à cette règle ; on a signalé des kystes périostiques chez des vieillards de 70 ans. Quoi qu'il en soit, l'âge avancé du malade est un bon signe en faveur des kystes non dentaires. Dans leur *marche*, les kystes non dentaires sont toujours indolents ; ils ne réveillent par ces vives douleurs que l'on rencontre dans les kystes périostiques et ces douleurs aiguës que l'on observe dans les kystes dentifères, exceptionnellement il est vrai, comme dans le cas de l'observation XII. La marche de la tumeur est excessivement lente.

L'état des dents du malade a une grande importance dans l'établissement du diagnostic. Lorsque l'on aura affaire à un malade d'une quarantaine d'années, ayant *toutes ses dents*, et n'ayant aucune altération dentaire, (ni carie, ni périostite), et que le malade aura une tumeur du maxillaire, tumeur dure, quelquefois fluctuante, indolente, sans changement de couleur à la peau, sans adhérence, sans engorgement ganglionnaire, on pourra dans ce cas affirmer que l'on a sous les yeux un kyste *non dentaire*.

Mais il est souvent très-difficile d'établir le dia-

gnostic des kystes uniloculaires et des kystes multiloculaires; tous deux, dit M. Gosselin, donnent la
crépitation osseuse, qui on le sait, n'a rien de pathognomonique; mais la fluctuation est beaucoup plus
difficile à percevoir dans les kystes multiloculaires;
quoi qu'il en soit l'erreur de diagnostic n'est ici que de
médiocre importance, puisque le traitement à diriger
contre eux est le même dans les deux cas.

CHAPITRE VI.

TRAITEMENT.

Nous l'avons dit en commençant, si nous admet-
tons, comme M. Guyon, qu'il y a dans la mâchoire
inférieure des kystes développés en dehors du
système dentaire, c'est que nous croyons que cette
notion a une importance considérable au point de
vue de la thérapeutique. Il n'est pas indifférent, en
effet, d'avoir à combattre l'une ou l'autre espèce. Le
kyste développé aux dépens du follicule est une tumeur
bénigne. En peut-on dire autant du kyste non dentaire? Je ne le crois pas : aussi divisons-nous ce chapitre
en deux parties : dans la première, nous nous occupe-
rons du traitement des kystes qui sont certainement
d'origine dentaire; nous aurons à examiner dans la
seconde de quelles ressources la thérapeutique chi-
rurgicale dispose pour combattre les kystes d'origine
douteuse.

Nous avons vu, à propos du diagnostic différentiel,
comment on peut arriver à la certitude de la nature
odontopathique d'un kyste de la mâchoire; lorsque la
chose est parfaitement établie, on est certain, ou à

peu près certain, que l'on a affaire à une tumeur bénigne, et les moyens que l'on doit employer doivent tendre par conséquent à obtenir une guérison radicale.

Chose singulière, malgré le peu de notions que possédaient les anciens sur ces tumeurs, les moyens qu'ils dirigeaient contre elles étaient à peu de chose près les mêmes que ceux que l'on emploie aujourd'hui : les uns, comme Bordenave, modifiaient la poche, se bornant à une petite ouverture; d'autres cherchaient, au contraire, à détruire l'exostose, puisque telle est leur expression, par tous les moyens qui étaient en leur pouvoir.

Les uns modifiaient, les autres détruisaient : telles sont encore les deux méthodes que nous avons à examiner; nous aurons ensuite à résoudre les questions du manuel opératoire, qui ne sont pas les moins intéressantes.

Toutefois, je crois qu'en reproduisant le passage suivant, que je trouve dans les mémoires de l'Académie royale de chirurgie, page 348, Paris, 1774, t. V, je donnerai une idée aussi juste que possible de l'opération bénigne modificatrice et des résultats que l'on peut attendre ; « Dans les cas de cette espèce, nous dit Bordenave, convient-il seulement de fendre l'os, comme l'a fait M. Runge, ou vaut-il mieux extraire les dents et détruire les alvéoles, comme je l'ai pratiqué pour assurer la guérison? Il me semble que ce dernier parti est préférable. En effet, si les parois de l'os ont un peu de solidité, il est alors difficile de pénétrer avec l'instrument tranchant, et si, elles résistent, ou contond et on déchire en pure perte les portions qui les recouvrent..... En détruisant ainsi deux ou trois dents, on obtient une exfoliation plus considérable, une ouverture plus étendue et on facilite l'affaissement de la tumeur. » Et plus loin : « l'extraction des dents est encore indiquée pour découvrir l'intérieur de la maladie, procurer le dégorgement et faciliter le rapprochement des parois de l'os. » On voit donc, en somme, que cet habile chirurgien se bornait à ouvrir les kystes en arrachant les dents, et qu'il cherchait à en amener la guérison en y faisant ensuite des injections et des pansements avec des substances désinfectantes et modificatrices plus ou moins actives. C'est quelque chose d'analogue que proposait Jobert (de Lamballe). Il se bornait à injecter de la teinture d'iode dans la cavité des kystes. Malgré l'autorité d'un tel nom, je n'hésiterai pas à condamner d'une manière absolue cette méthode : rien n'est plus dangereux en effet que l'injection de l'iode dans les tissus ! Cette proposition pourra tout d'abord paraître quelque peu absolue, et l'on va nous objecter que tous les jours cependant, on traite les hydrocèles de la vaginale par l'injection iodée, et que jamais on n'a le moindre accident ! jamais le moindre accident ! c'est que je nierai formellement; on a quelquefois des accidents terribles. En effet ! rien de plus intense et de plus violent que l'inflammation que l'on allume par cette méthode; seulement on sait d'avance que les tissus sont élastiques, qu'ils se peuvent facilement distendre, que rien n'est là pour produire l'étranglement. C'est pour avoir méconnu la gravité de cette inflammation, par ce que l'on sait d'avance que l'on en sera maître, que nombre d'auteurs ont voulu étendre cette méthode au

traitement de presque tous les kystes. Il est inutile
de rappeler aujourd'hui les funestes effets des injections iodées dans les kystes du cou : la mort par suffo-
cation n'en a été que trop souvent la conséquence.
Eh bien, quelque chose d'analogue se passe dans les
kystes des mâchoires ; l'inflammation qui s'allume est
excessive, et l'on ne peut s'en rendre maître parce qu'il
y a étranglement, étranglement par l'os, étranglement par les tissus fibreux. Les douleurs sont
alors intolérables ; le processus suppuratif survient
bientôt avec ses conséquences plus ou moins terribles.
Au reste, ce ne sont pas là seulement des vues théo-
riques, et nous rapporterons plus loin une observation
de Fergusson, qui démontre la chose jusqu'à l'évidence.
Le malade en question faillit périr à la suite d'une
injection iodée qu'un confrère imprudent lui avait
pratiquée. Aussi le chirurgien anglais condamne-t-il
cette méthode d'une manière absolue. De tout ce qui
précède, et en présence des faits que nous avons déjà
rappelés dans le courant de ce travail, ne peut-on pas
rejeter d'une façon absolue et le traitement de Bordenave et celui de Jobert! Le premier est long, douloureux, sacrifie des organes qu'à la rigueur on pourrait
peut-être sauver. Il nécessite des injections multi-
pliées, des pansements réitérés, toujours plus ou
moins douloureux. Enfin, nous sommes convaincu
qu'il doit être inefficace dans un très-grand nombre
de circonstances, car ce n'est jamais impunément que
l'on agit à l'encontre des grandes lois chirurgicales!
Et ne savons-nous pas que jamais les cavités morbides ne doivent être ouvertes par leur partie supé-

rieure, mais bien de manière à permettre le libre écoulement des liquides.

La méthode de Runge est donc bien certainement préférable, et hâtons-nous de le dire, c'est celle qui est le plus généralement employée; c'est qu'en effet, lorsque les cavités kystiqes ne sont pas très-considérables, c'est la méthode la plus simple, la plus facile, et la plus rapidement efficace; mais ce n'est pas la plus sûre : nous avons vu, en effet, à propos de l'anatomie pathologique, que les kystes étaient tapissés par une membrane épithéliale, que M. le professeur Richet appelle membrane veloutée. On ne pourrait considérer cette couche épithéliale comme étant exclusivement les débris de l'épithélium folliculaire, c'est bien un épithélium de nouvelle formation; c'est une membrane continue, qui, il est vrai, selon M. Richet, a eu pour point de départ la membrane épaissie du follicule dentaire; c'est, dis-je, une membrane continue, épaisse, qui présente des replis et des culs-de-sac comme la plupart des membranes épithéliales. Eh bien ces culs-de-sac pourront échapper aux agents modificateurs, à l'inflammation suscitée par le chirurgien, et devenir le point de départ des récidives que l'on observe presque toujours lorsque l'on se borne à inciser la tumeur. Tel est cependant le traitement préconisé par M. Magitot; le célèbre dentiste croit, en effet, que « l'immense majorité des kystes des mâchoires est curable par simple ouverture de la poche et provocation du retrait de la cavité. » Oui, sans doute, par ce moyen on peut obtenir le retrait immédiate de la poche, mais on n'est pas à l'abri des récidives, Au reste, à l'appui de sa manière de voir M. Magitot ne cite que deux observations personnelles, et elles sont loin d'être concluantes. Dans la première, il s'agit d'un kyste, contenant une substance demi-solide, qui fut ouvert et pansé avec la teinture d'iode; la cure dura trois mois et quand le malade part il y a *encore* une tumeur grosse comme une amande. La guérison n'était donc pas complète. Le second malade avait un petit kyste dans lequel on dut faire des injections iodées pendant deux mois, au bout desquels, est-il dit, le malade est parfaitement guéri. Mais il n'a pas été suivi non plus.

La cautérisation avec la pâte de canquoin ou le nitrate de zinc, qui a l'avantage de ne pas être soluble, pourrait sans doute donner des résultats satisfaisants pour les kystes folliculaires, mais je crois qu'il faut renoncer absolument à leur usage, à cause des difficultés presque insurmontables de leur application. Et d'autre part nous avons des moyens parfaitement efficaces et qui de plus ont l'avantage d'être plus expéditifs et beaucoup moins douloureux, Ces moyens sont l'excision ou plutôt l'ablation du kyste; je suppose toujours que nous avons affaire à un kyste dentaire superficiel, facile à attaquer par la cavité buccale; rien de plus simple que d'exciser avec de fortes cisailles sa paroi externe, qui presque toujours est la plus saillante et de détruire ensuite avec la gouge et la rugine ce qui reste de la paroi interne. On a de cette façon une plaie simple, largement ouverte, qui se cicatrise avec une extrême facilité, comme toutes les plaies de la face et de la cavité buccale. L'opération est en général facile, peu douloureuse; elle n'expose pas, comme les injections modificatrices, à la compression du nerf dentaire inférieur, accident qui impose aux malades les souffrances les plus atroces, et contre lequel on se trouve désarmé. Quand il s'agit de véritables kystes alvéolaires, c'est-à-dire de ceux qui se développent à l'extrémité de la racine des dents, ou autrement nommés dans notre description kystes périostiques; pour ces kystes, dis-je, développés aux dépens du canal radiculaire d'après M. Magitot, leur thérapeutique est beaucoup plus simple, et, comme le fait très-judicieusement remarquer M. Guyon, l'avulsion de la dent est en général suffisante; ce sont, en effet, des kystes par rétention. Du moment où l'on donne aux liquides une voie d'écoulement, on supprime du même coup et la cause et l'effet : on n'a donc pas à craindre la récidive. M. Magitot a proposé un moyen beaucoup plus simple encore; dans le cas où l'on a acquis la certitude que le kyste a pour origine l'oblitération du canalicule radiculaire, il suffirait d'ouvrir la dent, soit en enlevant le plombage inopportun qui a causé la maladie, soit en pratiquant la trépanation et le drainage de la dent. Sans nul doute, quand il s'agit de ces très-petits kystes qui sont du ressort de la chirurgie dentaire, un pareil moyen doit être suffisant, mais je n'admettrai jamais qu'une ouverture aussi minime que le canal central d'une racine dentaire puisse suffire à l'écoulement et à la guérison d'un kyste, même peu volumineux.

Encore un mot sur les kystes folliculaires, et surtout sur les kystes *dentifères*. Lorsque l'on a affaire à ces kystes, il faut enlever avec soin le contenu, il est indispensable d'extirper les dents plus ou moins rudimentaires qui se trouvent incrustées dans les parois, et à ce propos je me permettrai de citer ici la pratique de M. le professeur Richet, dans le traitement des kystes dentifères.

1° Il fait une incision semi-circulaire qui contourne l'angle maxillaire, de façon que plus tard la cicatrice reste cachée. Il arrive ensuite sur le kyste.

2° Avec un perforateur, il ouvre le kyste, il agrandit l'ouverture de façon à y introduire le doigt pour entir la dent. Lorsqu'il n'arrive pas à la sentir de cette façon, il perfore alors la paroi interne du kyste, par la bouche, et il arrive ainsi à découvrir la dent.

3° Lorsque la dent a été trouvée, il l'extrait avec un davier.

Lorsque le contenu du kyste est enlevé, que la cavité est bien nettoyée, il place un séton-tube pour faire des injections avec de l'eau alcoolisée.

Enfin, pour favoriser le rapprochement des parois du kyste, il déprime ces dernières et les fractures même si la chose est nécessaire.

Tel est le traitement que M. le professeur Richet emploie contre les kystes dentifères ; on ne peut pas mieux le juger qu'en voyant les résultats magnifiques qu'il a déjà donnés à son auteur.

Ici vient se poser une question des plus délicates et dont la solution nous paraît assez incertaine ; comment et par quelles voies les kystes doivent-ils être attaqués, étant admis que le chirurgien veut, autant que faire se peut, conserver les dents qui correspondent au kyste.

Quand la tumeur est petite et située dans la région

des incisives et des petites molaires, la question n'est pas douteuse, il faut, à moins de contr'indications spéciales, agir par la voie buccale, sans intéresser les téguments de la face. On sait que l'on peut sans difficulté enlever toute la région mentonnière, en abaissant fortement la lèvre inférieure (Malgaigne); à plus forte raison pourra-t-on de la même manière extirper un kyste dans cette région ; mais malheureusement les kystes de la région mentonnière sont loin d'être les plus fréquents ; au contraire on les observe le plus souvent dans la région de la dent de sagesse, c'est-à-dire au niveau de l'angle de la mâchoire. Il faut aussi remarquer que la plupart du temps ces kystes des régions postérieures sont très-volumineux, au moment où ils sont soumis à l'examen du chirurgien. Faut-il même en pareil cas, agir par la cavité buccale? Sans vouloir poser ici des préceptes absolus, je dirai qu'il est, je crois, de beaucoup préférable d'attaquer la tumeur par les téguments.

1° Parce qu'en attaquant la tumeur par la bouche, on ne peut faire qu'une opération incomplète ; 2° parce qu'en attaquant la tumeur par la bouche on ne peut qu'avec une extrême difficulté parer aux accidents qui peuvent survenir pendant le cours d'une opération ; 3° parce qu'on laissera forcément une cavité plus ou moins anfractueuse, dans laquelle le pus séjournera, et qui ne se comblera qu'avec une extrême lenteur ; 4° enfin parce qu'il sera impossible de faire l'anesthésie, dont on ne doit jamais priver le malade quand il s'agit d'une opération longue et douloureuse ; 5° en agissant par la voie buccale sur une tumeur qui s'est développée, surtout sur la région externe de l'os (et c'est, avons-nous dit, le cas le plus fréquent), on n'est pas du tout certain d'éviter une cicatrice; car une inflammation de voisinage peut survenir, qui nécessitera une contre-ouverture. Mieux vaut donc attaquer la tumeur en divisant les téguments et faire une opération absolument extra-buccale. En pratiquant une incision angulaire parallèle à l'angle de la mâchoire, ou curviligne, comme le fait M. Richet, on peut disséquer les tissus et extirper le kyste sans pénétrer dans la cavité buccale. Nous nous sommes assuré, sur le cadavre, de la possibilité de cette opération, qu'il était du reste facile de concevoir en se rappelant les dispositions anatomiques : on n'a pas, en effet, suffisamment insisté sur la laxité extrême des attaches celluleuses qui unissent l'os de la mâchoire avec la muqueuse jugale, ou plutôt avec ce repli, qui, prodigieusement développé chez certains singes, constitue les abajoues. J'ai pu m'assurer, sur le cadavre, qu'il y a à la base des gencives, sur la face externe du maxillaire inférieur, une véritable gouttière constituée par des aréoles de tissu cellulaire, tellement lâche que l'on pourrait, en forçant un peu les analogies, les considérer comme de petites bourses muqueuses : c'est dans cette sorte de gouttière, qui se laisse insuffler avec une extrême facilité, que l'on voit dans quelques circonstances fuser le pus d'abcès odontopathiques qui, liés aux dernières molaires, viennent ainsi s'ouvrir dans la région antérieure de la mâchoire; eh bien, les kystes se développent souvent dans cette cavité virtuelle;

on peut donc énucléer leur face externe sans courir le risque de pénétrer dans la cavité buccale. Syme a même réussi à extirper, sans pénétrer dans la bouche, la totalité de la branche montante du maxillaire à l'aide d'une incision pratiquée au devant de l'oreille. (*London and Edimbourg Monthly* (*journal of Medical science*, 1843).

Comme on aurait pas alors à redouter l'avalement du sang et sa pénétration dans les voies respiratoires, on pourrait sans danger endormir le malade et pratiquer ainsi lentement, avec une précision mathématique, l'extirpation de la tumeur.

Dans toutes ces opérations, qui ont pour but l'extirpation des kystes dentaires, il faut avoir soin de conserver la continuité du maxillaire inférieur ; autrement, on verrait l'extrémité du fragment postérieur se porter en dedans et en haut, sans qu'aucun appareil puisse remédier à cet inconvénient. Le chirurgien doit mettre d'autant plus de soin à éviter une fracture qne la réduction et la coaptation seraient, pour ainsi dire, impossibles et la suture osseuse serait impraticable en pareil cas, à moins qu'il ne s'agisse d'une tumeur de la région mentonnière.

On peut presque toujours respecter le rebord alvéolaire, en se servant, soit de pinces incisives, soit, comme le conseille Fergusson, de petites scies trèscourtes, droites, ou en forme de crêtes, à l'aide désquelles on peut circonscrire la tumeur ou tout au moins pratiquer une section parallèle au bord inférieur de l'os.

II. La thérapeutique sera toute différente quand

on aura affaire à des kystes douteux ou à des kystes non dentaires. Ici, je ne crains pas de l'avancer, c'est à la thérapeutique des tumeurs malignes qu'il faut s'adresser ; car, dans ces cas, on peut craindre, comme dans les tumeurs malignes, la dégénérescence et la récidive. C'est du reste une pratique consacrée par l'exemple des plus illustres chirurgiens. Nous avons parlé de récidive et de dégénérescence. Il suffit de parcourir quelque peu les recueils scientifiques pour en trouver un grand nombre d'exemples ; si bien que l'on pourrait, jusqu'à un certain point, considérer la récidive comme la règle, toutes les fois que l'on n'a pas pratiqué une opération radicale. Tantôt, en effet, la paroi kystique bourgeonne et devient le point de départ des kystes de nouvelle formation, tantôt ce sont des petits kystes qui, profondément cachés dans les aréoles du tissu spongieux, grossissent plus tard et déterminent les mêmes symptômes que ceux qui ont été enlevés.

Tel est le cas rapporté par Paget (*Medical Times*, 1860), par Syme (*the Lancet*, 1855). Telle est aussi notre observation 11, et les faits seraient bien plus fréquents encore, si on suivait les malades pendant un certain temps. Malheureusement, leurs observations sont publiées prématurément, dès que la cicatrisation est obtenue, et les malades quittent l'hôpital ou, comme un de ceux dont M. Magitot rapporte, l'histoire, retourne à Bucharest. Au contraire, toutes les fois que l'on a vu les malades longtemps après les opérations bénignes, on a presque toujours observé des récidives.

Pour ce qui est de la dégénérescence, je n'en ai pas

parlé à dessein à l'article *Terminaison et pronostic*, me réservant d'en dire un mot ici. Pour ce qui est de la dégénérescence, je crois qu'elle peut aussi s'observer. Je sais bien que je vais aborder une des questions les plus controversées de la chirurgie, et j'eusse été, il y a peu d'années, considéré comme hérétique en osant écrire ce mot. Je crois pourtant que cliniquement la dégénérescence des tumeurs est incontestable Pendant le cours de mon internat à Lyon, j'ai pu faire maintes observations à ce sujet. Je me souviens d'avoir vu ouvrir, par les caustiques, un kyste des parois abdominales, et, deux mois après, le malade revint, portant au même niveau un champignon sarcomateux plus gros qu'une tête de fœtus à terme ; je pourrais encore parler d'un kyste ganglionnaire du cou qui avait été ouvert par M. le professeur Broca, pendant le siége de Paris, et dont le porteur vint succomber à Lyon, quelques mois plus tard. Après une guérison apparente de quelques semaines, la maladie avait pris toutes les allures des affections cancéreuses. Enfin les savantes leçons *sur le lymphosarcôme*, publiées par MM. les professeurs Verneuil et Trélat, mettent les faits hors de doute. Au reste, est-il besoin d'admettre la dégénérescence anatomique pour admettre la dégénérescence clinique ? Non, sans doute, et pour le prouver je n'aurais qu'à rappeler une note publiée par M. Verneuil, il y a une quinzaine d'années, dans la *Gazette médicale* de Paris, à propos d'une observation d'enchondrôme généralisé, dans laquelle il montrait la malignité attachée à toutes les formes anatomiques de néoplasmes, avec des degrés divers de fréquence. C'est vrai, mais elle se peut associer à tous les tissus morbides. Eh bien, cette malignité peut s'observer à la suite d'irritation infligée aux kystes non dentaires de la mâchoire inférieure, et c'est pour cette raison que quelques chirurgiens n'ont pas craint d'extirper complètement la maxillaire : pareille opération a été pratiquée par Lisfranc; nous avons, du reste, rapporté cette intéressante observation dans le courant de ce travail. On peut aussi consulter avec fruit une observation de Chassaignac, qui remonte à 1859 (*Bulletin de la Société de chirurgie*). Il est facile de s'assurer, à la lecture de ces faits, que tout autre procédé eût été impraticable, que jamais on n'aurait dépassé les limites du mal ; mais un des faits les plus intéressants est celui que l'on trouve relaté en quelques lignes dans le *System of pratical Surgery*, de Fergusson. On trouve à la page 592 une figure représentant une tumeur énorme de la mâchoire inférieure. « Dans ce cas, nous dit l'illustre chirurgien anglais, il s'agissait d'un kyste avec des cloisons de différentes épaisseurs : j'avais pu suivre pendant dix ans les progrès de cette tumeur ; le patient avait toujours conservé l'espoir de se guérir sans en venir à une opération ; mais à la fin il manqua perdre la vie, car une violente inflammation éclata dans son kyste, à la suite d'une injection iodée qui avait été pratiquée, à travers la gencive, par un praticien qui probablement ignorait la véritable nature du mal, ou tout au moins les moyens qu'on lui devait opposer. »

Nous croyons donc, pour résumer notre pensée, que, lorsque l'on se trouve en présence des kystes multiloculaires volumineux, que l'on a de fortes présomptions pour ne pas considérer comme d'origine dentaire, il faut, à la mâchoire inférieure, suivre la même pratique que lorsqu'on a affaire à un épulis, c'est-à-dire enlever toute la lésion, dût-on sacrifier une grande partie ou même la moitié du maxillaire inférieur.

Quand on se reporte aux observations que nous avons rappelées plus haut, on voit de quelles effroyables difficultés peuvent se compliquer de pareilles opérations : cependant, contrairement à ce que l'on observe dans les véritables néoplasmes malins, la peau glisse toujours sur la tumeur, la peau est presque toujours indemne ; aussi quel que soit le degré de distension, qu'elle ait pu subir, quelque énorme que puisse paraître la tumeur, il est de règle de n'en jamais sacrifier la moindre partie. Elle se rétracte en effet avec une étonnante facilité lorsque la tumeur a été enlevée. — Nous venons de parler d'opération extra-buccale à propos de la région postérieure du maxillaire; eh bien, lorsque l'on doit pratiquer l'ablation de ces énormes kystes qui font saillie à l'extérieur, on peut encore opérer en dehors de la bouche, même s'il s'agit d'une ablation totale de la mâchoire. C'est à M. le professeur Verneuil que l'on doit cette importante modification, qui permet d'endormir les malades, et par laquelle on évite à coup sûr la pénétration du sang dans les voies respiratoires. Il suffit, pour arriver à ce résultat, de disséquer complètement la tumeur sous la muqueuse avant de diviser cette dernière, et de respecter ses attaches osseuses au niveau des arcades dentaires jusqu'au moment où, avec deux ou trois coups de bistouri, l'os étant divisé, on peut achever en un instant l'opération.

Rien n'empêche ensuite de suivre le conseil donné par M. Daniel Mollière, chirurgien de l'Hôtel-Dieu de Lyon, de suturer les muqueuses jugales et gingivales afin de fermer toute communication entre la plaie et la cavité buccale. Nous ne voulons pas insister ici davantage sur ces modifications du manuel opératoire de la résection du maxillaire inférieur, qui sont applicables dans presque tous les cas ; nous renverrons pour plus amples détails au n° 37 et 38 de la *Gazette hebdomadaire de médecine et de chirurgie*, 1873. Il nous suffira de dire en terminant que la méthode extra-buccale nous paraît être de beaucoup préférable ; nous pouvons du reste ajouter encore un mot en sa faveur : elle laisse au chirurgien le temps du repentir ; il peut en effet, lorsque toute la tumeur soigneusement disséquée apparaît au milieu d'une vaste plaie tégumentaire, il peut, dis-je, la délimiter et l'extirper en conservant des portions de mâchoires qu'il avait tout d'abord résolu de sacrifier. — Rappelons en terminant et pour être complet qu'il est une source de difficultés à laquelle il faut toujours être prêt à parer. Les kystes n'attaquent pas seulement le corps de l'os ; on les observe aussi dans les différentes apophyses, et en particulier dans l'apophyse coronoïde. Il faut donc, quand on est en présence d'un kyste multiloculaire s'attendre à trouver cette apophyse énormément tuméfiée, ou tout au moins tellement friable, qu'elle se casse sous l'influence du moindre effort, c'est ce qui est arrivé deux fois à notre connaissance, ainsi que nous l'avons rapporté dans nos observations.

Quelque incomplet que puisse être ce travail, nous

espérons cependant qu'il méritera la bienveillance de nos juges. Nous n'avons voulu prouver qu'une seule chose , c'est que la clinique ne se peut pas accommoder des préceptes absolus, et que les doctrines formulées sans restriction sont rarement inattaquables; malgré sa puissante érudition, l'extrême clarté de ses déductions, M. Magitot est allé trop loin, croyons-nous, en niant l'existence des kystes non dentaires. Nous aurions voulu, usant des mêmes armes que lui, combattre directement ses arguments, mais une semblable tâche était au-dessus de nos forces, aussi nous sommes-nous borné à lui opposer des considérations exclusivement cliniques, qui j'ose l'espérer, feront naître des doutes dans l'esprit de ceux qu'a séduits la lecture de son admirable monographie.

Paris. A. Parent, imprimeur de la Faculté de Médecine, rue M.-le-Prince, 31.

9 782329 114620